PERFECT MASTER

歯科国試
パーフェクトマスター

病理学・口腔病理学

槐木恵一・清水智子・坂口和歌子 著

第2版

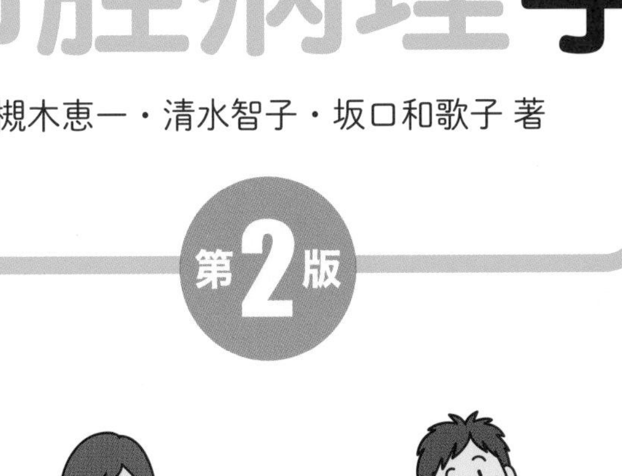

医歯薬出版株式会社

執筆者一覧

神奈川歯科大学歯学部病理・組織形態学講座環境病理学分野
　槻木恵一

神奈川歯科大学歯学部歯科インプラント学講座
高度先進インプラント歯周病学分野
　清水智子

神奈川歯科大学歯学部病理・組織形態学講座環境病理学分野
　坂口和歌子

本書中のマークの見方

Check Point	：各章の最も大切な項目
よくでる	：歯科医師国家試験に頻出の内容
CHECK!	：必ず押さえておきたい重要ポイント
（点線の角丸枠）	：大切なキーワード，キーポイント
（破線の枠）	：理解を助ける補足
コラム	：著者からのアドバイス

はじめに

歯科大学に入学したときは，開業医になろうと思っていた．しかし，6年間の歯科大学生活で，どうも臨床より基礎に興味が出てきて，友人の勧めで大学に残ることに決めた．そして，当時のクラス主任の鹿島教授（現学校法人神奈川歯科大学理事長）に，口腔組織学教室に残るにはどうしたらよいか相談したところ，「病理の渡辺教授に話をしておいたから行くようにに」といわれ，断れないまま病理学教室に残った．決して病理学は嫌いではないが，歯胚の組織像の美に誘われ，さらに形態学が好きで組織学を希望していた．けれども，縁は病理学に向いていた．

大学院入学後，渡辺教授に勧められて行った実験にはすぐに没頭でき，研究の面白さを教えていただいた．しかし，病理学という学問が非常に面白いと思ったのは，それから3年後になる．やはり渡辺教授の勧めで，大学院4年の後半に東海大学医学部病理学へ，診断学の勉強をするため出向したのがきっかけである．実はこの出向にあまり気乗りしていなかったが，収穫は大きかった．医学部病理学で扱う病気は，ダイナミックであり，病理学とは何かを知ることができた．一方，歯学部病理学は，医学部病理学とは本質的に異なることに気づかされた．このことは，自らが教授になり歯学部の教授としてどうあるべきかの基本となっている．そして，医学部病理学のコピーでなく，歯学部病理学は特有の個性を備えた独自の病理学でよいのではないかと考えてきた．それを実践しているうちに，やや異端の感もでてきた．

このように，普通の口腔病理学者とは異なる考えの人間により編集された本書の特徴は何かといえば，病理学が面白くないと考えている人にも受け入れてもらえ，国試に役立つ実用書である．共著者の清水智子先生には，執筆とともにわかりやすさを基調に編集をお願いした．また，坂口和歌子先生には全体の監修をしていただいた．本書が，病理学の理解の助けになれば幸いであると同時に，病理学の面白さはもっと異次元の場所にある．覗いてみてほしい．

2022年12月

槻木恵一

歯科国試パーフェクトマスター

病理学・口腔病理学　第2版　目次

Chapter 1　病理学概説・病因論 …… 1
Chapter 2　先天異常 …… 3
Chapter 3　退行性病変・代謝障害 …… 6
Chapter 4　進行性病変（組織の増殖と修復）…… 13
Chapter 5　循環障害 …… 22
Chapter 6　炎症 …… 29
Chapter 7　免疫異常 …… 41
Chapter 8　腫瘍 …… 46
Chapter 9　齲蝕 …… 57
Chapter 10　歯髄疾患（象牙質-歯髄複合体の病変）…… 62
Chapter 11　根尖部歯周組織の病変 …… 68
Chapter 12　辺縁部歯周組織の病変 …… 72
Chapter 13　顎口腔領域の炎症関連疾患 …… 78
Chapter 14　歯原性腫瘍 …… 93
Chapter 15　非歯原性腫瘍 …… 103
Chapter 16　唾液腺の病変 …… 122
Chapter 17　嚢胞 …… 134
Chapter 18　遺伝子異常・先天異常・発育異常 …… 144
Chapter 19　病理検査 …… 147
Chapter 20　病理診断に特有の組織所見用語 …… 152
索引 …… 155

Chapter 1
病理学概説・病因論

Check Point

・病理学とはどのような学問か理解する．
・病因論を理解する．

Ⅰ．病理学とは

A 病理学の意義

・病気の発生原因，病因の特徴，経過，形態変化，転帰を学ぶ学問である．
・ヒトが病気になると病気を発生した組織には形の変化が現れる．その形態変化に基づき病気の診断を行う．病理診断が最終診断になる．
・口腔には，数百種類以上の病変が発生し，その理解のためには病理学総論で病変に対する基本的メカニズムを知る必要がある．

B 6大病変

病理学総論は，6つのカテゴリーに分けられる．
①先天異常，②退行性病変，③進行性病変，④循環障害，⑤炎症・免疫異常，⑥腫瘍．

Ⅱ．病因論

病因とは病気の原因のことである．内因と外因がある．

A 内因

1）内因

個体の内部にある病気の原因．その本体は遺伝子である．

2）素因

病気にかかりやすい素質のこと．

①一般的素因：ヒトに共通して認める素質．

ex 年齢，性別，人種，臓器など

②体質：個人の特性のことを体質という．

ex アレルギー，内分泌など

B 外因

生体に傷害を与える外的な原因（環境要因）

①栄養障害　ex ビタミン欠乏症

②物理的因子　ex 放射線，機械的刺激，温熱など

③化学的因子　ex 薬物，化学物質

④生物学的因子　ex 細菌，ウイルスなど

⑤ストレス

CHECK! 内因と外因の例を知っておこう！

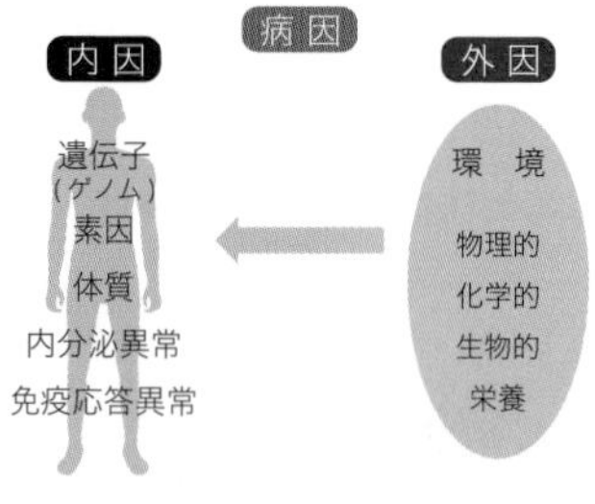

Chapter 2

先天異常

Check Point

・先天異常を理解する.
・環境と疾患の関係を理解する.

A 先天異常の概念

1）定義

出生前に病因が作用して生じる疾患.

2）分類

①機能的異常

②形態的異常（先天奇形）

B 先天異常の原因

遺伝的要因と環境要因があり，また，それらの複合要因で発生するが，不明な場合も多い．奇形とは，先天性の形態異常に対して用いられる.

1）内因

染色体異常や遺伝子異常により生じる.

2）外因

生物学的要因（感染），物理的要因（放射線，酸素欠乏，外力），化学的要因（薬物）がある.

①感染：風疹ウイルス➡先天性風疹症候群

②サイトメガロウイルス➡巨細胞封入体症

③トキソプラズマ原虫➡トキソプラズマ症

④梅毒スピロヘータ➡先天梅毒

⑤放射線：妊娠3か月以内の放射線の被曝は奇形の原因となる.

⑥薬物等：サリドマイド➡アザラシ肢症，水銀➡脳性麻痺など

C 遺伝性疾患の分類

①染色体異常による疾患

②単一または複数の遺伝子による疾患

CHECK!

①染色体の数的異常

モノソミー：1つの染色体が1本のみになる.

ex ターナー Turner 症候群

トリソミー：1つの染色体が3本になる.

ex ダウン Down 症候群

②染色体の構造異常

欠失：染色体の一部が欠損する.

転座：染色体の一部が他の部位に接合する.

相互転座：2個の非相同染色体に切断点があり，それぞれの断片が交換された状態.

ex 慢性骨髄性白血病のフィラデルフィア染色体

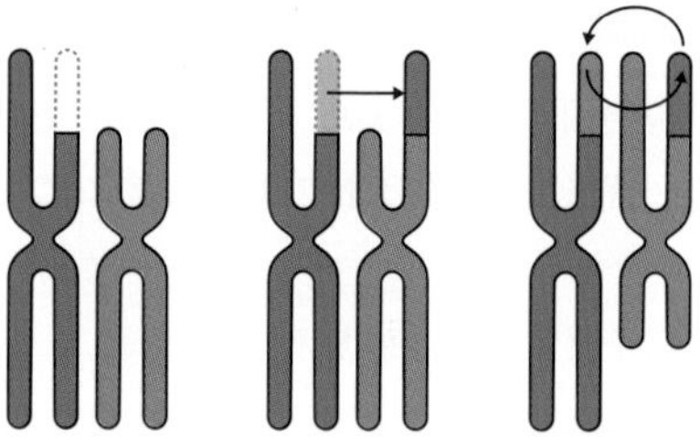

欠失　　転座　　相互転座

D 先天異常の発生と成立時期 よくでる

1）先天異常の臨界期

妊娠3か月までの器官形成期は，外因の影響を受けやすく重篤な奇形

が生じる時期である．この時期を過ぎると重大な先天異常は発生しない．

2）作用時期による分類

①遺伝子病：精子や卵子の遺伝子異常で生じる．胎内で死亡する．

②配偶子病：精子や卵子の遺伝子は正常なのに，染色体異常により発現する．一般的に染色体異常による疾患を指すことが多い．

③胎芽病：受精後から妊娠3か月までの期間に生じる奇形のこと．

④胎児病：胎生4か月から出生までの期間に生じる奇形のこと．

E 先天異常誘発物質の影響

・感受性には個体差がある．

・感受性には成長時期による違いがある．

・種類により一定の傾向がある．

・用量依存的である．

・胎児死亡，奇形，成長遅延などを引き起こす．

Chapter 3

退行性病変・代謝障害

Check Point

- 退行性病変の概念を理解する.
- 細胞傷害と組織傷害を理解する.
- 変性・萎縮・壊死の定義と関連疾患を理解する.
- アポトーシスを理解する.
- 代表的な代謝障害を理解する.

Ⅰ. 退行性病変の特徴

A 概念

1) 定義

生体に種々の傷害刺激が加わると細胞や組織に代謝異常を生じ，その機能・活動が減少し，形態の変化を生じることである．細胞の活性が低下するタイプの病理学的現象．

2) 分類

①変性，②萎縮，③壊死．

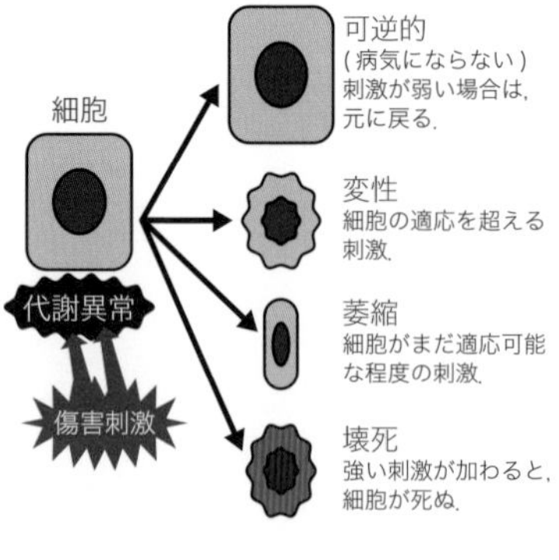

B 原因（細胞傷害因子）

①虚血：低酸素状態による細胞傷害が生じる.

②物理的原因：放射線，機械的刺激，温度など

③化学物質・薬物：アスベスト，水銀など

④生物学的要因：感染（細菌，ウイルス）

⑤栄養障害

Ⅱ．変性

A 概念

1）定義

細胞や組織に生理的には元々存在しない物質が（多量に）出現，あるいは元々存在するが，異常量出現して細胞や組織の形態的性状に変化が起こる状態．細胞の適応を超える刺激で生じる.

2）分類

①タンパク質変性［空胞変性（水腫様変性），角質変性，アミロイド変性，粘液変性，硝子変性，フィブリノイド変性］，②脂肪変性，③石灰変性，④結晶体変性，⑤色素変性.

B 空胞変性（水腫様変性） よくでる

1）定義

タンパク質成分を含む液体を入れた大小の滴が細胞質に出現する状態．細胞内で水分が蓄積する.

ex 窩洞形成後の象牙芽細胞の空胞変性（次図→），扁平苔癬の基底細胞の空胞変性など

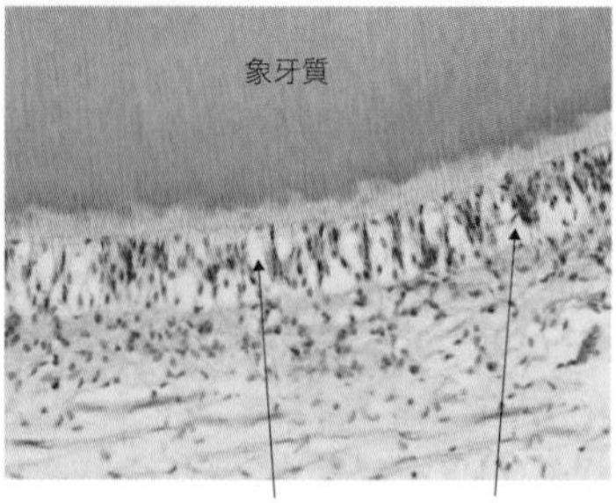

C 角質変性 よくでる

1）定義

重層扁平上皮の最上層を形成する角質層が異常に肥厚した状態（過角化：次図→）．ケラチンタンパク質の異常蓄積．

ex 白板症の過角化，扁平苔癬のレース様模様など

> 角化層に核がない状態を正角化，核が残っている状態を錯角化という．

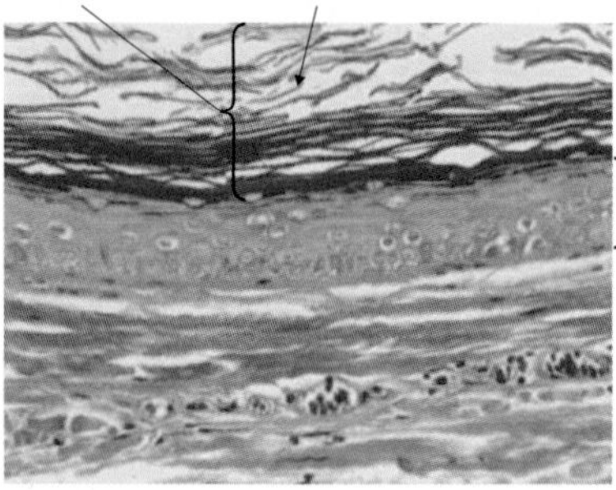

D 脂肪変性

1）定義

細胞傷害の結果として細胞内に脂肪が沈着することで生じる．

ex 肝臓でのアルコール中毒

E 石灰変性　よくでる

1）定義

カルシウム塩の沈着が生理的に存在しない部位に出現した状態.

2）分類

①異栄養性石灰沈着：血清カルシウム値に関係なく出現

ex 高齢者の歯根歯髄（次図→）

②転移性石灰化：血清カルシウム値の上昇により出現

ex 口腔扁平上皮癌末期

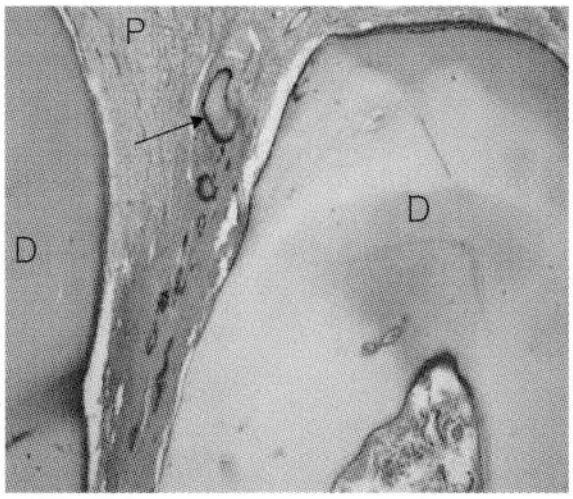

歯根歯髄
歯髄組織は線維化が著明で，不規則な形態を示す石灰化物がみられる（→）.
D：象牙質（dentin），P：歯髄（pulp）

F 結晶体変性

1）定義

結晶が組織内に異常に沈着する状態．その固形物を結石という.

ex 胆石，唾石，静脈石，コレステリン結晶，尿酸ナトリウム結晶（痛風），歯石，尿路結石.

G 色素変性

1）定義

体内で産生された色素が異常に組織中に沈着する状態.

ex アジソン Addison 病（メラニン色素異常沈着），血腫を形成した皮下（赤血球のヘモグロビンが分解されて生じる褐色色素），黄疸（ビリルビンの異常沈着）など

Ⅲ．萎縮

A 概念

1）定義

正常の大きさにまで発育した細胞，組織，臓器あるいは身体の一部に生じる容積の縮小した状態．機能低下や栄養供給の減少など，細胞がまだ適応可能な程度の刺激で生じる．

2）分類 よくでる

①単純萎縮：構成細胞の容積が減少

②数的萎縮：構成細胞の数が減少

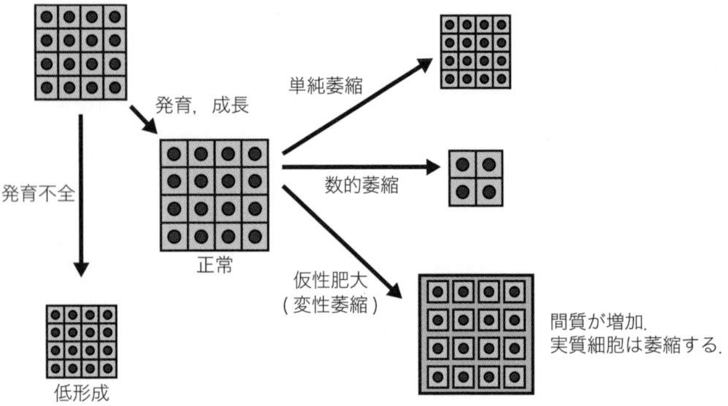

B 種類

1）全身性萎縮

①飢餓萎縮：栄養状態の不良で生じる．

②悪液質性萎縮：悪性腫瘍の末期で生じる．

③老人性萎縮：加齢に伴い生じる． ex 生殖器官，免疫器官など

2）局所性萎縮

①圧迫萎縮：機械的圧迫による萎縮． ex 不適合義歯による骨吸収など

②貧血性萎縮

③廃用性萎縮（無為萎縮）：臓器・組織が長期間機能しない状態に置かれた場合に生じる. ex ギプス➡筋萎縮

Ⅳ. 壊死

A 概念

1）定義

細胞や組織が傷害されて生じる局所的な細胞死. 不可逆的な死で, 強い刺激が加わると生じる. 炎症が誘発される.

2）分類

①凝固壊死

②液化壊死（融解壊死）

③壊疽

B 凝固壊死

1）定義

壊死部の細胞や組織が凝固して不溶性に変化する状態. 血行障害により生じる. ex 心筋梗塞巣, 結核の乾酪壊死巣

C 液化壊死（融解壊死）

1）定義

壊死部がタンパク質分解酵素の作用で軟化融解する状態. 酵素の作用により生じる. ex 脳梗塞, 膿瘍

D 壊疽

1）定義

腐敗菌の感染や乾燥によって二次的に変化した状態.

2）分類

①乾性壊疽：壊死部の水分蒸発により生じる. ex ミイラ化

②湿性壊疽：嫌気性腐敗菌の感染により生じる．ガス産生性菌の感染による場合はガス壊疽といい，強い腐敗臭がある．ex 歯髄壊疽など

CHECK!

歯髄壊疽と壊疽性歯髄炎の違いは，前者は全部の細胞が壊疽となっているが，後者は一部に炎症反応があり，退行性病変と炎症で明らかに異なる病態である．

Ⅴ．プログラム細胞死

A アポトーシス

1）定義

傷害されて生じる死ではなく，生理的あるいはプログラムされた細胞死．炎症は誘発されない．細胞内容液は漏出せずに，小さく細胞が断片化した後に，マクロファージによって貪食される．

ex 発生過程（口蓋の形成）

Ⅵ．代謝障害による疾患

代謝障害により生じる代表的な全身疾患．

①脂質代謝障害➡動脈硬化

②糖代謝障害➡糖尿病

③タンパク質代謝障害➡アミロイドーシス

④核酸代謝障害➡痛風

⑤色素代謝障害➡黄疸

Chapter 4

進行性病変（組織の増殖と修復）

Check Point

- 進行性病変の概念を理解する.
- 肥大, 化生, 再生, 肉芽組織を理解する.
- 肉芽組織, 創傷の治癒を理解する.
- 異物処理を理解する.

Ⅰ. 進行性病変の特徴

A 概念

1）定義

病的侵襲（刺激）に対する生体の反応性の増殖性変化のことで, 退行性病変とは対照的な現象である. このカテゴリーに含まれるのは, ①肥大, ②化生, ③再生, ④肉芽組織などである.

CHECK!

進行性病変の基本は反応性の増殖現象で, 腫瘍と異なる点は自律的増殖をしない点である. 刺激因子が消失すれば進行は停止する.

B 原因

細胞への刺激としては, 機械的刺激や過剰な運動, 創傷, 慢性炎症などがあるが, 刺激の状態や期間, 受ける細胞の種類により反応が複雑である. 同じ刺激でも細胞の種類により退行性変化を生じる場合もある.

Ⅱ．肥大（広義）

A 概念

1）定義

正常以上に組織や臓器の容積が増えた状態.

2）分類

①真性肥大，②仮性肥大，③原因別肥大.

B 真性肥大 よくでる

1）定義

細胞の容積あるいは数を増大させることで，正常以上に大きくなること.

2）分類

①単純肥大：細胞自体が容積の増大をきたして，正常以上の大きさに変化すること.

②数的肥大：細胞数が増大して，正常以上の大きさに変化すること．過形成＝数的肥大＝増生. ex 歯肉増殖症，セメント質過形成，セメント粒

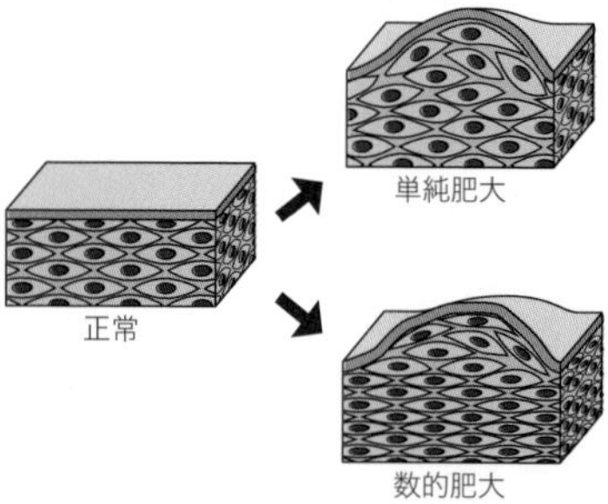

C 仮性肥大

1）定義

間質の細胞が増加することで，正常以上の大きさに変化すること．実質の細胞は萎縮する． ex 耳下腺の脂肪性肥大

D 原因別肥大の種類

1）労働性肥大

①生理的肥大：スポーツによる骨格筋肥大（可逆性）

②病的肥大：心肥大（肺性心）

2）代償性肥大

一対となった臓器の一方が欠けた場合の肥大．

ex 腎臓，甲状腺など（唾液腺は除く）

3）内分泌性肥大

ホルモンの分泌異常による肥大．

ex 末端肥大症，子宮内膜や乳腺などの臓器

4）刺激性肥大

物理的・化学的刺激や炎症． ex 義歯性線維腫

5）特発性肥大

原因不明の肥大．

Ⅲ．化生

A 概念

1）定義

すでに形成を終えた細胞が，他の種類の細胞に変化すること．再生の一様式と考えられている．通常，上皮細胞間あるいは間葉系細胞間で生じる．

2）原因

慢性炎症刺激，機械的刺激，環境変化など

B 種類

1）扁平上皮化生

円柱上皮・移行上皮の腺上皮が扁平上皮に変化する．

2）腸上皮化生

胃腺上皮が小腸の上皮に変化する．

3）間葉系細胞化生

線維芽細胞から骨芽細胞や脂肪細胞に変化する．

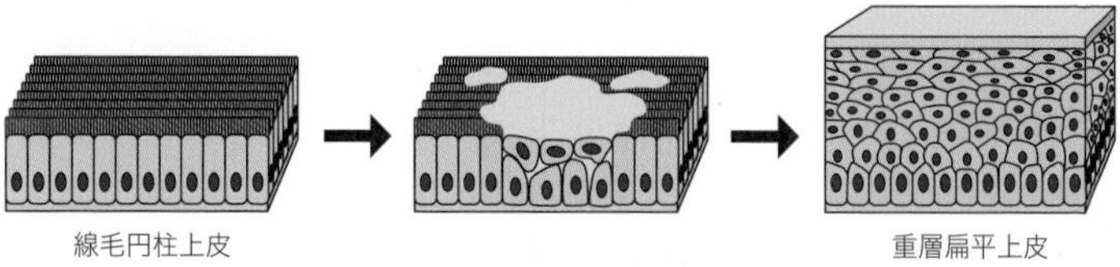

Ⅳ．再生

A 概念

1）定義

病的欠損に対して，欠損部を補充し，修復する現象をいう．完全再生するか不完全になるかは欠損組織の再生力に依存する．一般的原則として，下等な動物ほど強い．幼若なほど強く，加齢に従い弱まる．分化度の低い細胞ほど再生力は強い．

CHECK! 組織・細胞の再生力　よくでる

①永久細胞：再生力のないもの　ex　中枢神経細胞，心筋細胞
②安定細胞：再生力が弱いもの　ex　肝臓・腎臓・膵臓の実質細胞，線維芽細胞，平滑筋細胞，骨芽細胞，血管内皮細胞など
③不安定細胞：再生力が強いもの　ex　扁平上皮基底細胞，骨髄細胞など

2) 分類

(1) 完全再生（生理的再生を含む）

病的欠損に対して，欠損部を補充し，修復する再生様式.

(2) 不完全再生（病的再生）

欠損部が大きい，欠損した組織の再生力がないか，乏しい場合の再生様式.

V. 肉芽組織

A 概念

1) 定義

- 毛細血管に富む幼若な結合組織．局所的防衛反応あるいは修復反応として形成される.
- 肉芽組織は役割を終えると消失する．消えないと病的状態が続く.

2) 原因

組織欠損の補充（創傷の治癒），異物の処理，慢性炎症（治癒不全で出現）.

B 肉芽組織の構成成分 よくでる

1) 細胞

①線維芽細胞（最も多い）

②毛細血管内皮細胞

③炎症細胞（マクロファージ，顆粒球，リンパ球，形質細胞）

2) 基質

コラーゲン線維が主.

3) 種類

①良い肉芽

②悪い肉芽

種類	炎症細胞	毛細血管	色	滲出液
良い肉芽	少ない	豊富	鮮紅色	少ない
悪い肉芽	多い（好中球）	少ない	灰白色	多い．感染を伴う肉芽

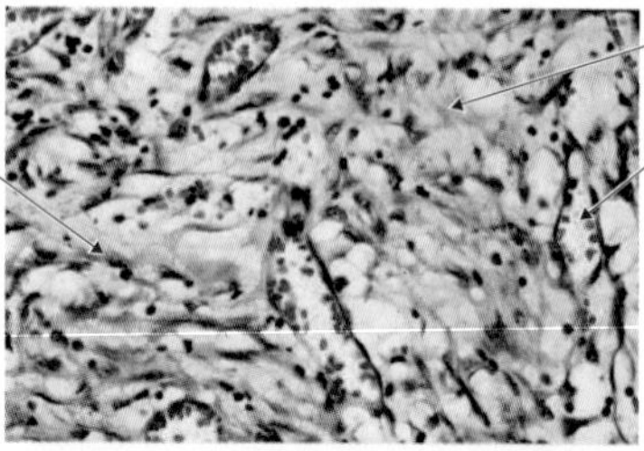

良い肉芽

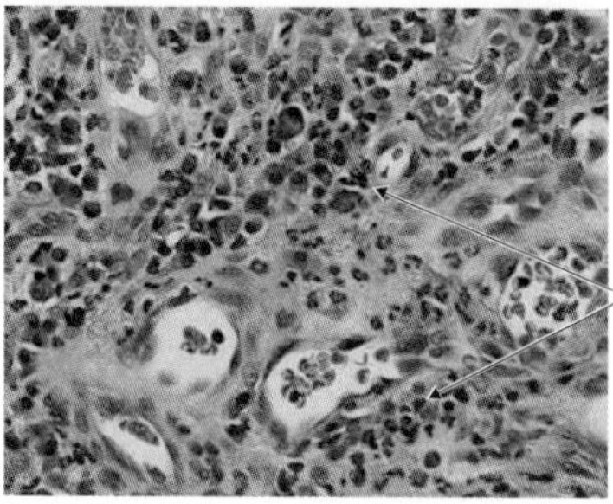

悪い肉芽

C 肉芽組織の経過

1）初期

毛細血管（血管内皮細胞）と線維芽細胞が増殖．コラーゲンの合成が盛んに行われる．

2）中期

毛細血管と線維芽細胞が減少する．

3）後期

①不完全再生の場合（心筋梗塞など）：壊死成分は肉芽組織と置換される．肉芽組

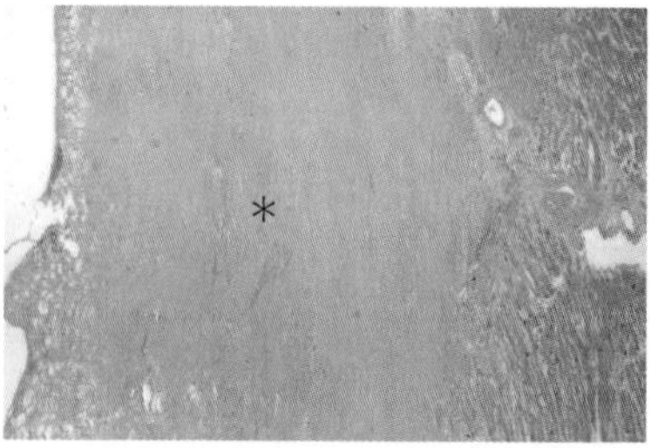

瘢痕組織（＊）

織が古くなり，毛細血管と線維芽細胞はほとんどなくなる．線維細胞がわずかに認められ，コラーゲン線維が主体の線維性組織（瘢痕組織）となる．

②完全再生の場合（骨：抜歯窩の治癒など）：肉芽組織は欠損前の組織と置き換わる．

CHECK! 抜歯窩の治癒

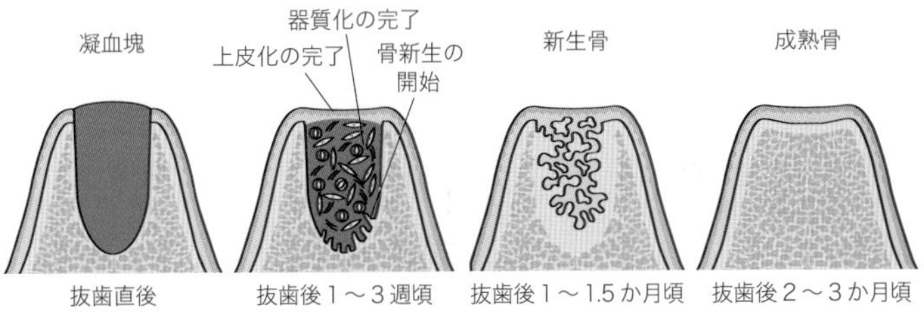

凝血塊が肉芽組織に置き換らないと治癒しない．

Ⅵ．創傷の治癒

A 概念

1）定義

創傷とは，内因・外因による体表面あるいは体内の臓器の組織欠損のことで，その創傷部の治癒経過を創傷の治癒という．

損傷：外力で臓器や組織に離断あるいは欠損を生じた状態をいう．

B 分類

1）一次治癒

（1）定義

手術時のメスなど鋭利なものによる切創の治癒形式．創面が直線状，組織欠損が少ない，出血が少ない，感染がない，組織の挫滅がなく，壊死物質や異物の少ない場合に生じる．肉芽組織の形成はほとんどないため瘢痕を形成しない．

(2) 一次治癒の経過

止血➡線維素で膠着➡外傷性炎症➡わずかに肉芽組織が形成されて組織癒合➡治癒

2）二次治癒

(1) 定義

基本的には一次治癒と同様の治癒形式だが，組織欠損，創面間の接触がない，壊死や感染を伴うと治癒までが長い．肉芽組織の形成量は多く瘢痕を残す．

(2) 二次治癒の経過

①局所の異物に対してタンパク質分解酵素で溶解，マクロファージによる貪食．

②創縁部から増殖してきた線維芽細胞や内皮細胞によって凝血部が肉芽組織に置き換わる．

③肉芽組織が古くなり線維化し，瘢痕治癒する．

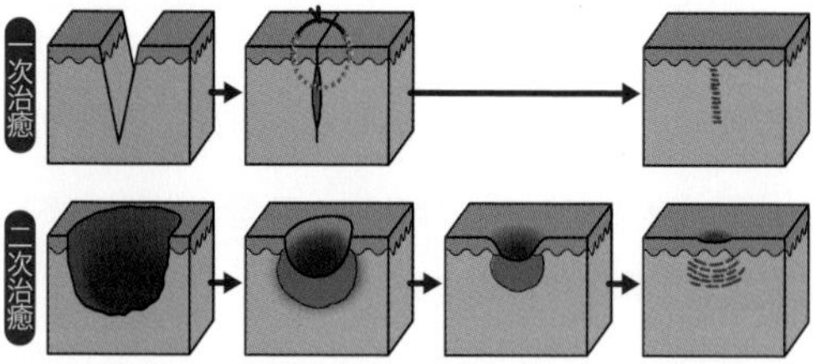

C 創傷の治癒に影響する要因

1）全身性

高齢，全身状態の低下，全身疾患（糖尿病）．

2）局所性

血液供給が悪い，感染，異物が生体内にいつまでも残存する．

Ⅶ. 異物処理

A 吸収・貪食

1）貪食細胞

①マクロファージ（大食細胞）　よくでる

②異物型巨細胞（マクロファージ由来）（多核）（次図）

③好中球

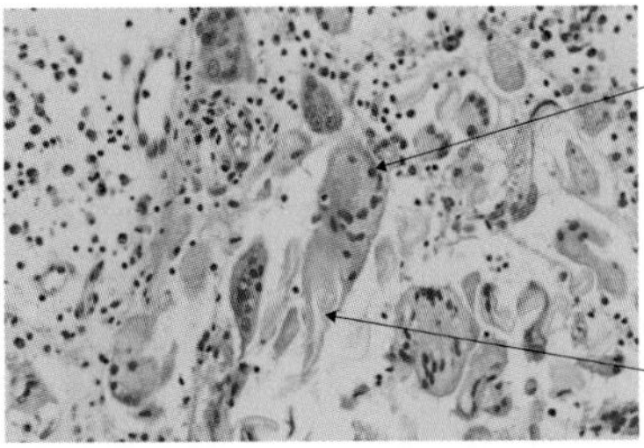

B 器質化

1）定義

異物に対して肉芽組織が増生し異物を置換すること．置換できる異物には，血栓，出血巣，壊死巣などがある．粘液嚢胞や歯根肉芽腫は器質化と関連する．

C 被包

1）定義

吸収されない異物が，肉芽組織の出現した後に線維性被膜で覆われる状態．

Chapter 5

循環障害

Check Point

- 循環障害の概念を理解する．
- 全身性の循環障害を理解する．
- 虚血，充血およびうっ血の定義と種類，転帰，関連疾患を理解する．
- 出血の原因，種類，関連疾患を理解する．
- 血栓，塞栓の定義，形成機序，転帰，関連疾患を理解する．
- 梗塞の定義と転帰，関連疾患を理解する．

Ⅰ．循環障害の特徴

A 概念

1）定義

循環系（心臓，血管）における体液の循環動態の異常のこと．循環系は，体液（血液，リンパ液）が閉鎖系を循環する．

2）分類

①全身の循環障害

②局所の循環障害

ｉ）循環血流量障害　ⅱ）閉塞性障害

Ⅱ．全身の循環障害

A 循環性ショック

1）定義

循環系の異常（心不全や大出血など）により血圧の低下が生じ，全身組織の機能不全を生じる病態．多臓器不全で死亡する．

B 傍側循環

1）定義

体内で，本来の動脈や静脈の血流が障害されると，他の血管（吻合枝）を経由して，血流が迂回する状態．

ex 肝硬変では，門脈からの血流が阻害され，そのため，腹壁の皮静脈や食道静脈に通常より多量の血液が流れる．それに伴い，皮静脈の怒張でメドゥーサの頭，食道静脈瘤の形成が生じる．

C 浮腫

1）定義

組織間に体液の増加した状態．全身性と局所性がある．

CHECK! 浮腫の原因　よくでる

①毛細血管圧の上昇

血管内への血液の貯留により生じる．ex うっ血性水腫

②血漿膠質浸透圧の低下

血漿タンパク質，特にアルブミンの減少は，血管から組織への圧力が強くなる．

- 腎性水腫：タンパク質が尿で出てしまう（ネフローゼ）．
- 異栄養性水腫：栄養失調によるタンパク質総量の減少（栄養失調時の腹水）．

③毛細血管透過性の亢進

毛細血管の収縮による透過性の亢進により，主に炎症時に生じる．

④組織内 NaCl の増加

細胞内は通常，Na や Cl は少ない．Na は細胞外液の浸透圧を決める．総 Na 量が増えると全身性の浮腫が生じる．

⑤リンパ還流障害

組織液は血管網だけでなくリンパ管でも再吸収される．リンパ管の閉塞は，局所性浮腫を生じさせる．

Ⅲ．局所の循環障害：循環血流量障害

A 虚血（局所性貧血）

1）定義

局所の動脈性血流が減少した状態（動脈からの流入量の減少）．

貧血：全身の血液量が減少した状態

2）分類

①圧迫性虚血：動脈が周囲から圧迫されて生じる．ex 包帯，腫瘍

②閉鎖性虚血：動脈腔の狭窄や閉塞によって生じる．

ex 動脈硬化，血栓，塞栓

③神経性虚血：血管収縮神経の興奮による動脈腔の狭窄や閉塞によって生じる．

3）経過

虚血が生じると，その末梢組織には代謝障害（変性，萎縮，壊死）が生じる．

B 充血　よくでる

1）定義

局所の動脈性血流が増加した状態（動脈からの流入量の増加）．徴候としては，鮮紅色，温度上昇を認める．

2）分類

①機能性充血：臓器，組織の機能亢進時に生じる．

②神経性充血：血管関連神経の麻痺もしくは興奮で生じる．

③代償性充血：局所に虚血が生じたときにその周囲に起こるもの．

④炎症性充血：急性炎症時に著明に認められる．

⑤筋性充血：物理化学的刺激が血管平滑筋を弛緩させ生じる．

C うっ血

1）定義

局所の静脈性血流が増加した状態（静脈からの流出血量の減少でも生じる）．局所性と全身性がある．

ex チアノーゼ：うっ血により，局所の毛細血管の拡張と静脈血の貯留が起こり，皮膚，口唇，爪などが青紫色になること．

2）分類

①圧迫性うっ血：静脈が周囲から圧迫されて起こる．

②閉鎖性うっ血：静脈炎，血栓，塞栓による静脈腔の狭窄または閉塞

③心肺性うっ血：心機能低下により全身の循環障害をきたして生じる．

ex 心不全，心臓弁膜症

3）うっ血に伴う変化

①うっ血により毛細血管から液体成分が組織間質中に貯留（うっ血性水腫）する． ex 下肢のむくみ

②うっ血が持続すると酸素供給が悪くなり変性や萎縮を生じる．さらに線維化が生じ硬くなる．

③うっ血性変化が強いときには赤血球も出てしまう．それに伴いヘモジデリンが沈着し，線維化が促進され，褐色硬化という状態になる．

D 出血

1）定義

血液の全成分が血管外に出ること．

CHECK! 出血の種類

①点状出血：出血巣の小さい状態（皮膚，粘膜の毛細血管性出血）
②斑状出血：直径 3 mm を超えた状態
③紫斑：点状・斑状出血が数多くみられる状態
④血腫：限局性の腫瘤状血液塊
⑤喀血：肺，気管支からの出血
⑥吐血：上部消化管からの出血．下部消化管の場合は下血という．

2）原因による分類

①破綻性出血：血管壁の損傷による．

ex 高血圧性脳出血，動脈瘤破裂，くも膜下出血

②漏出性出血：血管内皮細胞間隙からの漏出による．

ex 壊血病，血小板減少性紫斑病

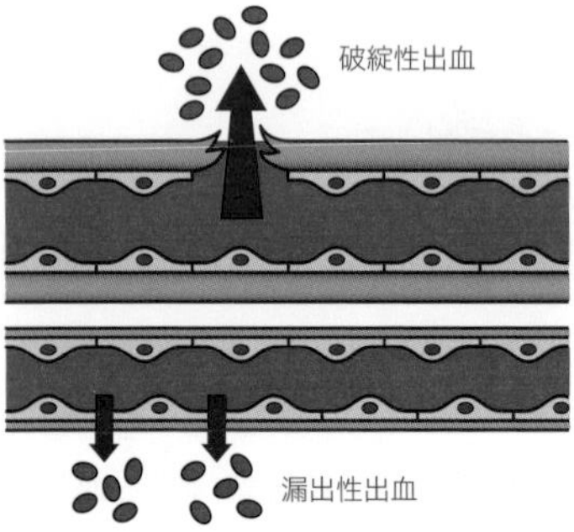

3）出血性素因と疾患

①血液凝固因子の異常：血液凝固因子の障害，血小板の減少，血小板の機能障害 ex 血友病，特発性血小板減少症

②血管壁の異常：ビタミンK欠乏，アレルギー，壊血病

Ⅳ．局所の循環障害：閉塞性障害

A 血栓症

1）定義

心臓，血管内で血液が凝固する状態．血栓は，血管内で血液が凝固してできたもの．動脈にも起きるが，静脈に起きやすい．

2）原因

(1) 血液性状の変化

・凝固因子の増加：フィブリノーゲン，プロトロンビンなどの増加

・血液粘稠度の変化：脱水により生じる．

・抗凝固物質の減少：抗トロンビン，ヘパリンの減少
・線維素溶解活性の低下：プラスミンの減少
・凝固性亢進状態：経口避妊薬が誘発する．

(2) 血管壁の変化

・血管内皮細胞の傷害により血小板活性化因子が放出され，血栓形成を促進する．ex 動脈硬化
・血管内皮細胞は血液凝固を抑制する物質（抗トロンビン，ヘパリン様物質）を含んでいるので，内皮細胞の傷害により減少すると血栓ができやすい．

(3) 血流の変化

・血液の緩徐化：下肢静脈のうっ血（深部静脈血栓）で生じやすい．
・血管内の渦巻き流：静脈弁，動脈瘤で生じやすい．
・極端なうっ血による血行静止：心不全で生じる．

3）分類

①白色血栓：血管壁損傷部への血小板の粘着，凝集．主に血小板と白血球からなる．動脈に多い．
②赤色血栓：血流の緩慢な部位に生じやすい．フィブリンと赤血球が主体．静脈に多い．
③混合血栓：白色部と赤色部が交互に層をなしている血栓

4）血栓の転帰の種類

①器質化：血栓が異物処理機転（肉芽組織で置換）で吸収される．
②再疎通：異物処理機転の過程で，血流が部分的に再開する．
③石灰化：石灰沈着する．
④化膿：細菌感染する．

B 塞栓症

1）定義

血管内形成あるいは外来の遊離物質による血管腔が閉塞した状態．塞栓は血管を閉塞するもの．栓子ともいう．

2）原因となる塞栓

①血栓：血栓が遊離して塞栓となり，血管に引っ掛かり塞栓症を引き起こす．塞栓症のうち最も多い（血栓塞栓症）．

②細胞（腫瘍転移，骨折，手術による）

③脂肪（骨折，手術による）

④細菌（肺，腎臓に多い）

⑤寄生虫（日本住血吸虫➡肝内門脈枝，アメーバ）

⑥ガスまたは空気（血管内空気流入外傷，手術，肺に多い）

コラム：エコノミークラス症候群

長時間足を動かさずに座っていると，太腿の深部静脈に血栓ができることがある．これを深部静脈血栓といい，この血栓によって肺梗塞を起こし，時として急死する．当初，深部静脈血栓が航空機内のエコノミークラスの旅客から報告されたため，エコノミークラス症候群の名前で知られるようになった．

C 梗塞 よくでる

1）定義

終動脈あるいは機能的終動脈の急激な閉塞により末梢領域組織が壊死した状態．

2）種類

①虚血性（貧血性）梗塞：脾臓，腎臓，心臓（冠状動脈）に起こる．凝固壊死が生じる．吻合枝をもっていない動脈に起こる．

②出血性梗塞：吻合枝をもっている動脈に起こる（動脈の二重支配領域）ので，肺，肝臓，胃腸，睾丸に生じやすいが，通常は基礎疾患がないと起きない．

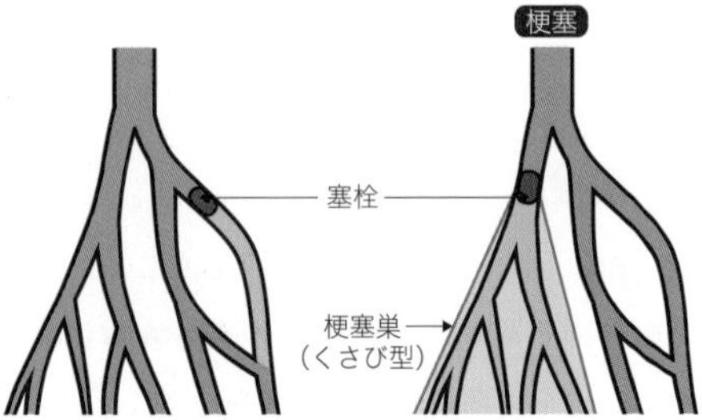

Chapter 6

炎症

Check Point

- 炎症の意義と機序を理解する.
- 炎症に関与する細胞の種類と役割を理解する.
- 炎症の分類を理解する.

Ⅰ. 炎症の特徴

A 概念

1) 定義

外来性あるいは内因性の傷害刺激あるいは侵襲に対する局所および全身的な非特異的防衛反応である.

炎症反応により抗原処理されれば治癒する可逆的反応である.

2) 原因

①生物学的要因：感染

②物理的要因：高熱，放射線，外力など

③化学的要因：薬物，毒物など

B 炎症の経時的変化と炎症巣の変化

1) 3つのプロセス

炎症は，大きく3つの病理学的現象の経過により実行される複合的な反応である．滲出現象が傷害刺激を処理できれば良好な治癒に向かう．すなわち，炎症のプロセスで最も大切なのは血管反応である.

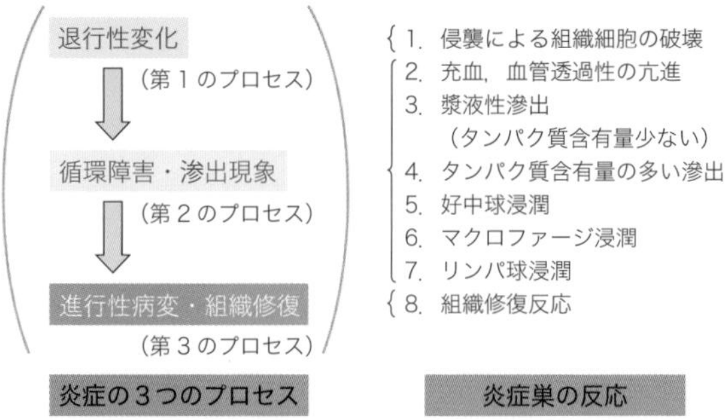

2）血管透過性の亢進

血管内皮細胞の収縮による細胞間隙の拡大により，血管内の液状成分や細胞成分が間質に多量に出やすくなること.

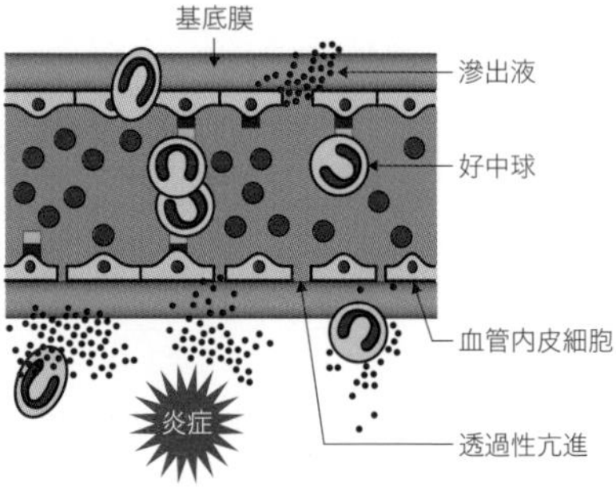

3）滲出

血管透過性の亢進により微小血管から液体成分や細胞成分が流出する状態.

①滲出液：血管透過性亢進により出た液性成分．毒素の希釈や不活性化，炎症細胞への栄養供給，抗体や補体成分の供給などの役割をもつ.

②滲出細胞：血管透過性亢進により出た細胞成分

4）炎症性浮腫

・炎症巣における液体成分の間質への著明な滲出により生じる（水浸し状態）.

・臨床的な腫脹の原因となる.

5）組織の修復反応

破壊により欠損した組織を肉芽組織の形成を経て修復する.

C ケミカルメディエーター

炎症のプロセスにおいて最も大切なケミカルメディエーターはヒスタミンで，血管透過性の亢進を引き起こし，炎症を進める働きがある．ヒスタミンを含有する細胞は，肥満細胞と好塩基球である．

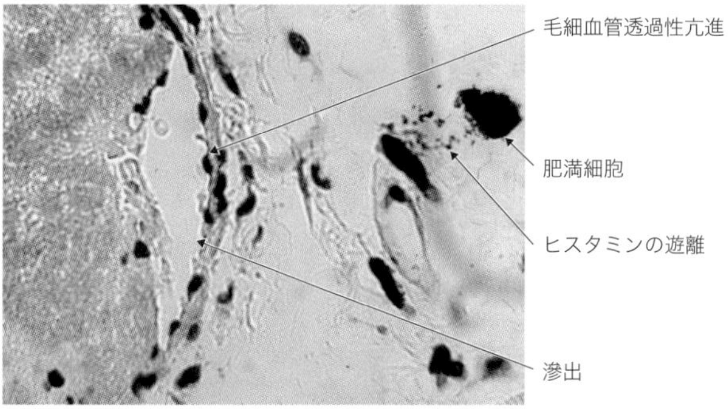

作用	ケミカルメディエーター
血管透過性亢進	血管作動性アミン：ヒスタミン，セロトニン 補体：C3a，C5a アラキドン酸代謝物質：プロスタグランジン，ロイコトリエン キニン系，血液凝固因子 線溶系因子：カリクレイン，ブラジキニン
白血球浸潤，活性化	アラキドン酸代謝物質：ロイコトリエン 血小板活性化因子 補体活性化フラグメント 顆粒球・マクロファージコロニー刺激因子 好中球活性化因子
組織傷害	好中球・マクロファージのリソソーム酵素，活性酸素
発熱	IL-1，腫瘍壊死因子，プロスタグランジン
疼痛	プロスタグランジン，ブラジキニン

Ⅱ．炎症細胞 よくでる

炎症細胞は，好中球➡マクロファージ➡リンパ球・形質細胞の順番で浸潤する．

A 好中球の特徴と役割

・白血球の 60 ～ 70％を占める．
・細菌の貪食を行う．強い消化能力あり（細胞内顆粒）．
・走化性が高い．
・核の形態は 2 ～ 5 分葉する（次図は 3 分葉）．
・膿を形成する．
・補体や抗体によって機能亢進する．

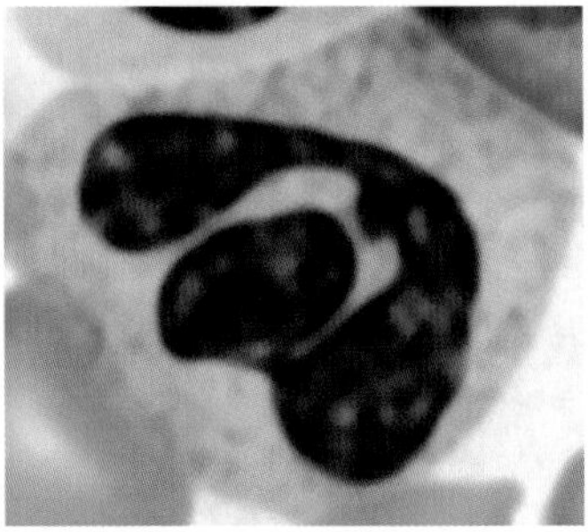

May-Giemsa 染色

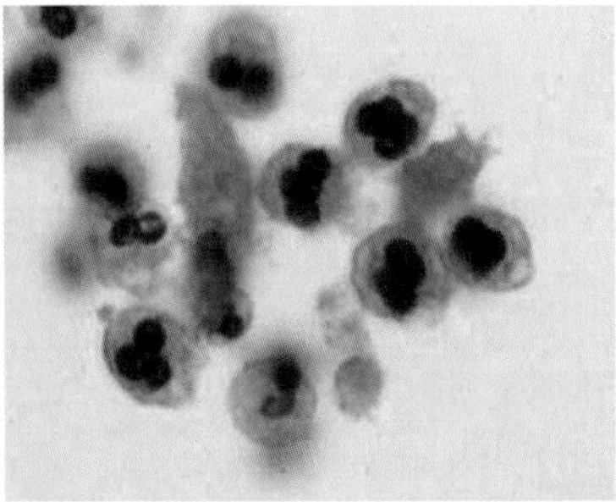

HE 染色

B マクロファージ（大食細胞）の特徴と役割

・貪食能がある（細菌以外の異物も貪食）．
・走化性がある（好中球より遅い）．
・急性炎症の後半に出現する．
・抗原提示細胞としてリンパ球へ伝達する．
・補体や抗体によって機能亢進する．
・血液中では単球，組織中では組織球（肝臓，肺など）とよばれる．多核化したラングハンス Langhans 型巨細胞や異物型巨細胞に変化する.

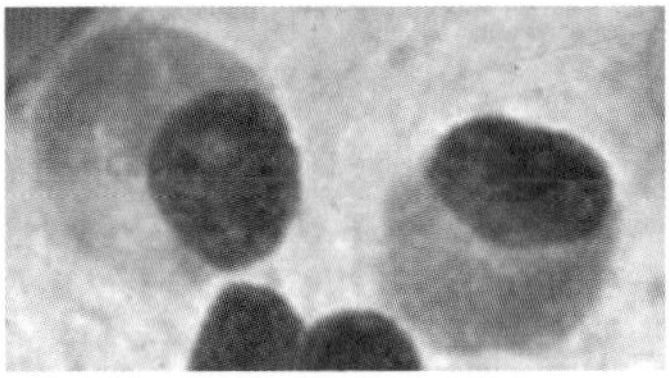

C 好酸球の特徴と役割

・寄生虫感染で増加する.

・Ⅰ型アレルギーに対して抑制的（ヒスタミナーゼの含有）に働くので，Ⅰ型アレルギー反応を示す場所に多くみられる.

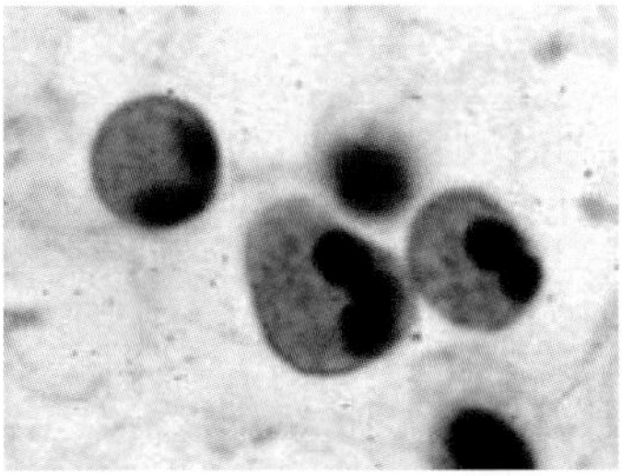

細胞質が好酸性を示す．好酸性とは赤くみえる状態（HE 染色）のこと.

D 好塩基球の特徴と役割

・全白血球の 1% 以下

・顆粒にヒスタミンやヘパリンを含む.

・Ⅰ型アレルギーに関与（ただしⅠ型アレルギーで好塩基球の数が増えるわけではない）

E リンパ球の特徴と役割

・免疫応答の中心的細胞である.

・T リンパ球，B リンパ球，NK 細胞がある．HE 染色レベルでは，区別できない（次図）.

・B リンパ球は体液性免疫，T リンパ球は細胞性免疫の中心的な役割を果たす.

・走化性がある.

・慢性炎症では浸潤が多くみられる.

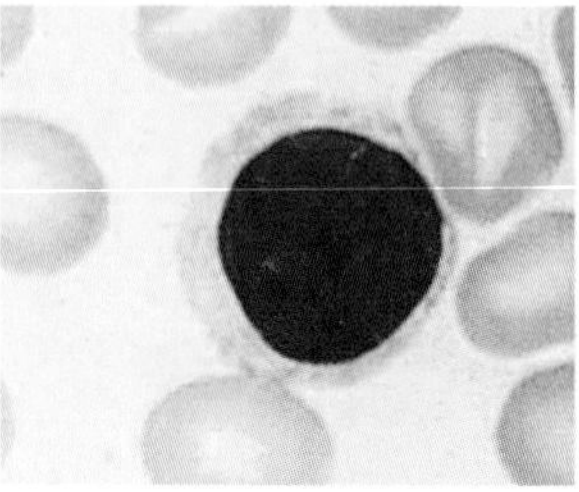

細胞質が少なく，核が相対的に大きい.

F 形質細胞の特徴と役割

・B リンパ球から分化する.

・抗体を産生する.

・走化性はない.

・慢性炎症では浸潤が多くみられる.

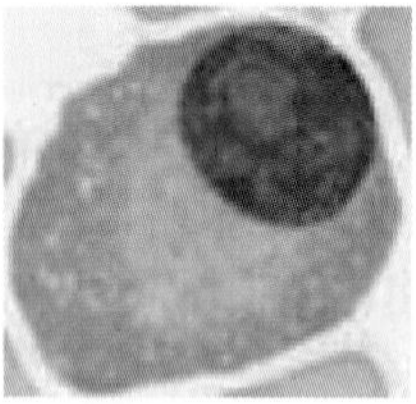

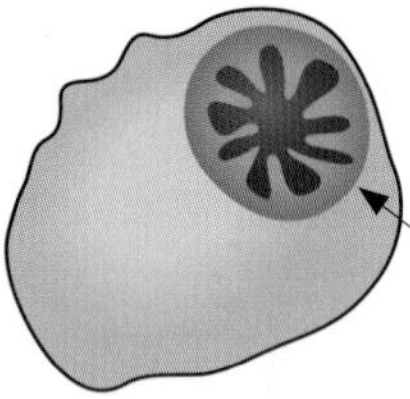

核は一方に偏在し，車軸核を呈する.

CHECK!

炎症細胞は，その役割だけでなく形態もしっかり理解する必要がある.

Ⅲ．炎症の分類（臨床経過：時間による分類）

A 急性炎症

1）定義

炎症の持続時間が短く，数時間から数日の短期間で治癒する炎症．

2）特徴

・一般的に症状が強い．

・炎症の５大徴候が顕著にみられる．

・急性炎症の状態によって起炎物質が十分除去されると治癒に向かうが，起炎物質が完全に除去できないと慢性化する．

3）病理所見

循環障害，滲出現象が著明に生じる．

①血管の拡張，充血➡発赤，熱感を呈する．

②血管透過性の亢進：血管内皮細胞の収縮による細胞間隙の拡大により，血管内の液状成分や細胞成分が間質に多量に出やすくなること．

③血行の緩徐化

④滲出：血管透過性の亢進により微小血管から液体成分や細胞成分（好中球）が流出すること．

⑤炎症性浮腫：炎症巣における液体成分の著明な滲出により生じる．
➡腫脹を呈する．

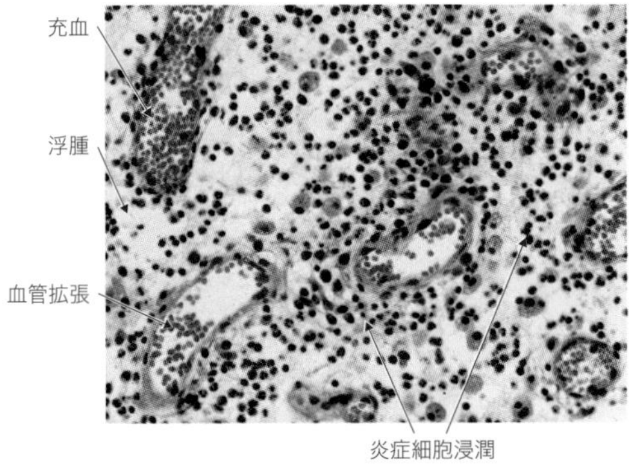

4）5 大徴候

①発赤，②熱感（発熱），③腫脹，④疼痛，⑤機能障害

CHECK!

炎症の 5 大徴候は，急性炎症の症状である．急性炎症の症状がどのような循環障害に合致するかを図に示す．また，慢性炎症では，5 大徴候は不明瞭になるが，特に疼痛や腫脹が軽減する．

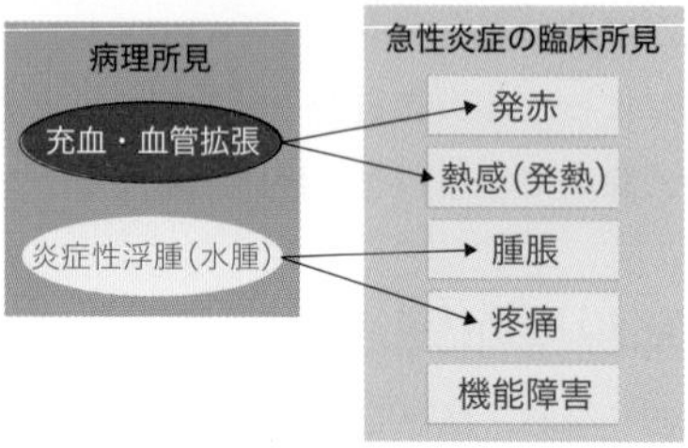

B 慢性炎症

1）定義

炎症の持続時間が長い．数か月から数年の経過を経ることがある．急性炎症から移行して生じる場合がほとんどである．

2）特徴

・炎症の 5 大徴候は不明瞭となる．

・慢性炎症が持続すると，局所破壊が最終的に強くなる．

3）病理所見

・充血，血管の拡張，毛細血管透過性の亢進は弱い．しかし，急性化すると強くなる．

・リンパ球，形質細胞が増加する．

・悪い肉芽組織の増生が生じる．

Ⅳ．炎症の分類（病理組織学的な分類） よくでる

A 変質性炎

1）定義

組織の変性，壊死が著明な炎症．口腔領域には発現しない．

ex 劇症肝炎，ペスト

B 滲出性炎

1）定義

循環障害と血液成分の滲出を主体とする炎症

2）分類

毛細血管からどのような滲出物が多いかで細分類されている．

①漿液性炎

②カタル性炎

③線維素性炎，偽膜性炎

④化膿性炎

⑤出血性炎

⑥壊疽性炎

3）漿液性炎

（1）定義

ほぼ血清（血漿からフィブリノーゲンを除いた成分）と同じ成分の滲出を主体とする炎症．

（2）特徴

・急性炎症初期の炎症性充血や炎症性浮腫を伴う．

・漿液性炎では滲出液は吸収され，瘢痕は残らず治癒することが多い．

ex 漿液性歯髄炎，水疱

4）カタル性炎

（1）定義

粘膜表層で起きる滲出性炎のこと．

(2) 特徴

滲出物の違いで漿液性カタル，化膿性カタルに分けられる．

ex 鼻水（鼻汁）

5）線維素性炎

(1) 定義

血漿の滲出を主体とする炎症．

(2) 特徴

・多量の線維素（フィブリン）の析出を特徴とする．

・粘膜の線維素性炎は咽頭，喉頭，気管支，腸管などに好発する．

ex 大葉性肺炎

(3) 偽膜性炎

粘膜上皮が壊死し，粘膜表面に線維素を析出し，壊死細胞や白血球とともに凝固し，膜様を形成するものを偽膜性炎という．肉眼的に灰白色にみえる． ex アフタ（次図）

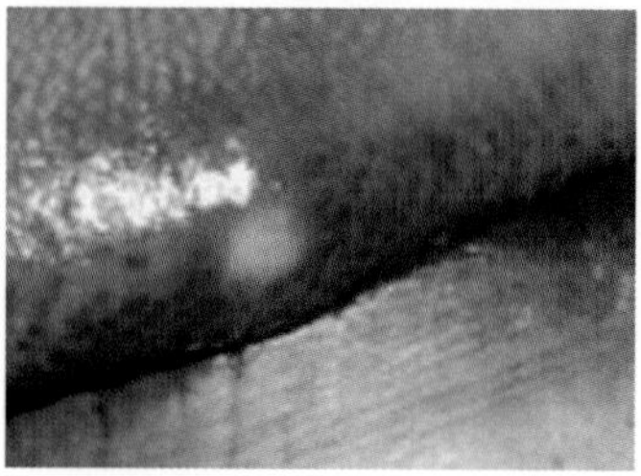

6）化膿性炎

(1) 定義

多量の好中球浸潤を伴う炎症．

(2) 特徴

・化膿菌（黄色ブドウ球菌など）の感染で生じる．

・膿を形成する．膿とは，好中球が細菌を貪食後，周囲組織を含めて融解したものをいう．

・急性化膿性炎が慢性化膿性炎に移行すると，瘻孔が形成される．

CHECK!　よくでる

・膿瘍：限局的な化膿性炎．膿瘍の処理には，マクロファージが多数浸潤し貪食後に泡沫細胞に変化する．ex にきび，歯肉膿瘍
・蜂窩織炎：疎な結合組織内へのびまん性の好中球浸潤
ex 急性虫垂炎，口底蜂窩織炎
・蓄膿症：体腔の中に膿が溜まった状態　ex 副鼻腔炎（上顎洞炎）

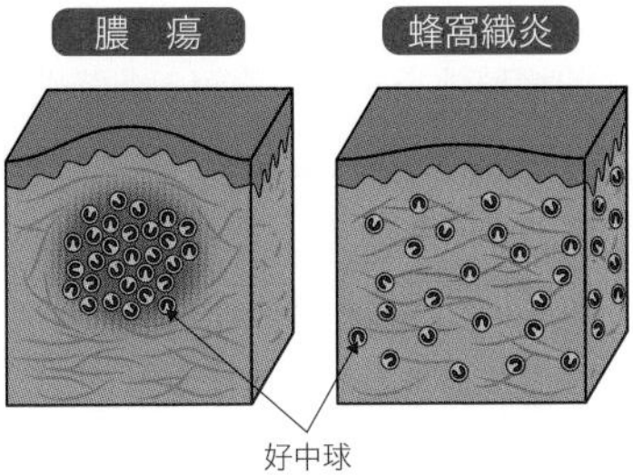

7）出血性炎

（1）定義

滲出物に多数の赤血球が含まれる炎症．

（2）特徴

口腔には認めない．

ex インフルエンザ肺炎，ペストなど

8）壊疽性炎

（1）定義

腐敗菌感染が加わった特殊な壊死の形態を壊疽といい，壊疽の著しい炎症を壊疽性炎という．壊疽性炎は一部細胞が生きており，炎症反応を呈している．

（2）特徴

・悪臭がある．
・組織像は化膿性炎と同じ．

ex 急性壊疽性虫垂炎，壊疽性口内炎，壊疽性歯髄炎

C 増殖性炎

1）定義

肉芽組織の増殖が著明な炎症.

2）特徴

・持続性の刺激に対して引き起こされる.

・慢性炎症を呈する.

3）分類

一般的には非特異的増殖性炎が生じるが，非特異的炎症反応で抗原が処理できない場合に，免疫学的な反応が強い特異性炎が生じる.

(1) 非特異的増殖性炎

非特異的な炎症に伴う. ex 慢性増殖性歯髄炎，肉芽腫性エプーリス

(2) 特異的増殖性炎（肉芽腫性炎，特異性炎）

非特異的な炎症反応で処理できないときに発現する. 特殊な疾患で生じることが多い. 活性化したマクロファージ主体の炎症反応を呈する.
ex 結核，梅毒

CHECK!

肉芽腫という結節を形成する炎症を肉芽腫性炎という.
組織像としては，Ｔリンパ球の浸潤とそのサイトカインにより集積変化し活性化したマクロファージを主体とする.

結核の成立機序：抗原の処理のために細胞性免疫の過剰反応が生じるⅣ型アレルギーが，病変の発生機序である.

Chapter 7

免疫異常

Check Point

・アレルギー性疾患の種類，発症機序，病態を理解する．
・免疫不全症，自己免疫疾患の種類，発症機序，病態を理解する．
・移植免疫の概要を理解する．

I．アレルギー

A 概念　よくでる

抗原に対する過剰な免疫反応によって引き起こされる疾患．

B 分類と特徴

1）I 型アレルギー

（1）定義

IgE 抗体が関与する抗原の侵入後に数分から数時間で症状が出現する即時型アレルギー．

（2）関連疾患

気管支喘息，花粉症，蕁麻疹，アトピー性皮膚炎，食物（そば，エビ，牛乳など）や薬物（局所麻酔薬で生じるアナフィラキシーショック）に対してのアレルギーなど．

2）II 型アレルギー（細胞障害型）

（1）定義

細胞を抗原として反応する IgG 抗体により細胞障害を引き起こすアレルギー．

(2) 関連疾患

ABO 型不適合輸血による溶血性貧血，Rh 型不適合妊娠による新生児溶血性貧血，特発性血小板減少性紫斑病など．

3) Ⅲ型アレルギー（免疫複合型）

(1) 定義

抗原と IgG 抗体の結合した免疫複合体がさまざまな組織に沈着して細胞障害を引き起こすアレルギー．

(2) 関連疾患

アルサス反応，糸球体腎炎，アレルギー性血管炎など．

4) Ⅳ型アレルギー

(1) 定義

T 細胞を介した細胞性免疫の過剰で生じるアレルギー．抗原の侵入後 1～2 日後に発症するので，遅延型とよばれる．

(2) 関連疾患

結核，ツベルクリン反応，接触性皮膚炎，金属アレルギーなどがある．

C 発症機序

<table>
<tr><th colspan="2"></th><th>アレルギーの発生機序</th><th>抗　原</th></tr>
<tr><td>Ⅰ 型</td><td rowspan="3">液性免疫</td><td>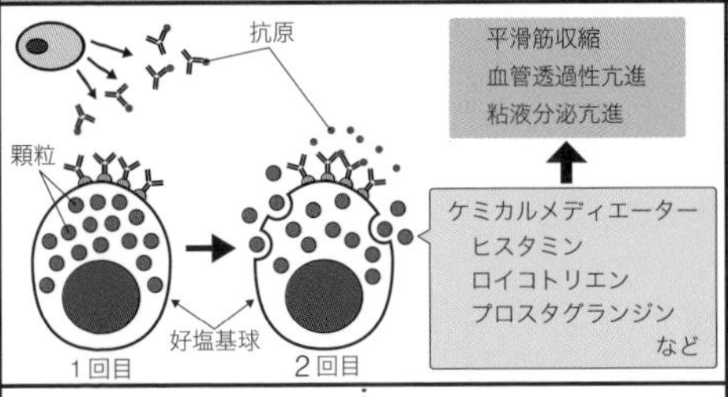
</td><td>花粉，ダニ，小麦，牛乳，卵，薬物など</td></tr>
<tr><td>Ⅱ 型</td><td>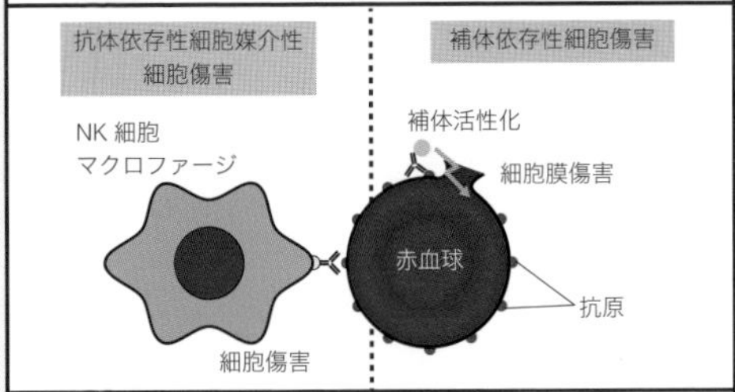
</td><td>細菌，赤血球，血小板，基底膜など</td></tr>
<tr><td>Ⅲ 型</td><td>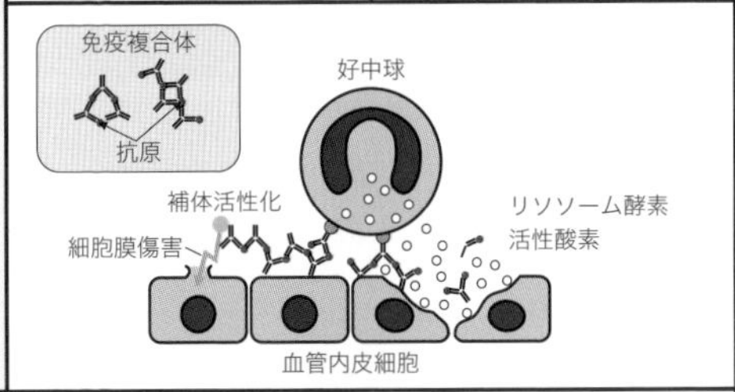
</td><td>細菌成分，核酸，免疫グロブリンなど</td></tr>
<tr><td>Ⅳ 型</td><td>細胞性免疫</td><td>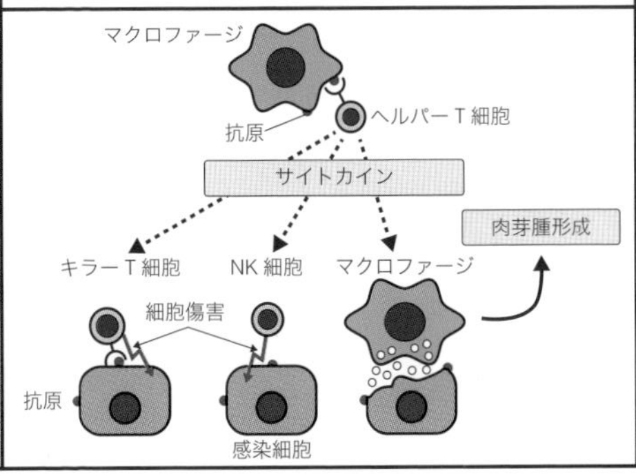
</td><td>結核菌やウイルスに感染した細胞，移植細胞，腫瘍細胞など</td></tr>
</table>

Ⅱ．自己免疫疾患

A 概念

1）定義

自己に対する免疫反応によって自己の組織が傷害される疾患．特有の自己抗体が形成される．

B 分類と特徴

1）臓器非特異的自己免疫疾患

（1）定義

個別の臓器でなく全身のさまざまな臓器が傷害される自己免疫疾患．

（2）関連疾患

全身性エリテマトーデス（膠原病），関節リウマチなど．

2）臓器特異的自己免疫疾患

（1）定義

傷害される臓器が特定される自己免疫疾患．

（2）関連疾患

シェーグレン Sjögren 症候群，天疱瘡，類天疱瘡，橋本甲状腺炎，バセドウ Basedow 病など．

3）免疫不全

（1）定義

免疫機構の機能異常により免疫応答が低下している状態．

（2）関連疾患

後天性免疫不全症候群や IgA 欠損症などがある．

Ⅲ．移植と免疫

1）移植片拒絶反応

臓器提供者からの移植片に対して，宿主の免疫応答により移植臓器が傷害されることを移植片拒絶反応という．この拒絶反応は，主要組織適合抗原を一致させることで抑制できる．

2）移植片対宿主反応　よくでる

主に骨髄移植後に，移植された骨髄を由来とするリンパ球により，移植を受けた宿主のさまざまな臓器が傷害される反応を移植片対宿主反応（GVHD）という．唾液腺炎や扁平苔癬様の病変を形成する．

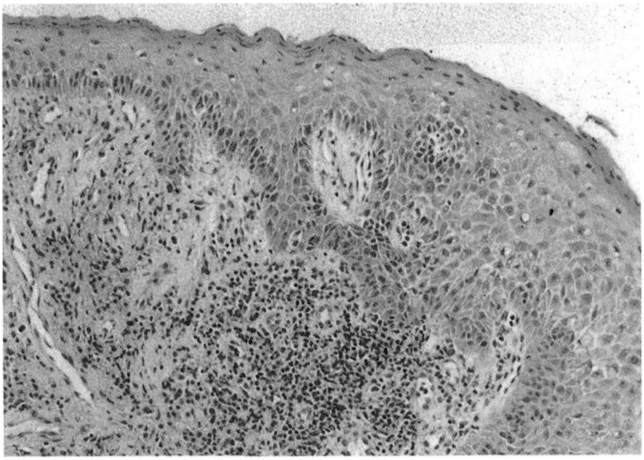

10 歳の女児，肝細胞移植の症例写真（歯科医師国家試験より）
上皮下にリンパ球の浸潤が観察され，扁平苔癬様の組織像を示す．

Chapter 8

腫瘍

Check Point

・腫瘍の定義，病因，疫学を理解する．
・腫瘍の分類と，良性腫瘍と悪性腫瘍の違いを理解する．
・異型性を理解する．
・上皮性異形成症と前癌病変を理解する．

Ⅰ．腫瘍の特徴

A 概念

1）定義

腫瘍とは，生体を構成する細胞が生物学的性状を変化させ，**自律的**で過剰な増殖をきたした細胞集団をいう．

①自律性：腫瘍細胞の無秩序な増殖．無限増殖する．

②非可逆性：元の状態に戻らない．

③脱分化性：細胞本来の機能，形態から逸脱している．

2）命名法

腫瘍（新生物ともいう）：tumor（neoplasma）

①○○腫，×××-oma

ex 乳頭腫 papilloma，多形腺腫 pleomorphic adenoma，
悪性リンパ腫 malignant lymphoma

②悪性上皮性腫瘍＝癌腫 carcinoma

ex 扁平上皮癌 squamous cell carcinoma

③悪性非上皮性腫瘍＝肉腫 sarcoma

ex 骨肉腫 osteosarcoma

④悪性腫瘍の総称＝がん，ガン cancer

ex 県立がんセンター

3）肉眼所見

①ポリープ（有茎）状

②乳頭状

③茸状

④疣贅状

⑤丘状

⑥噴火口状（潰瘍性）

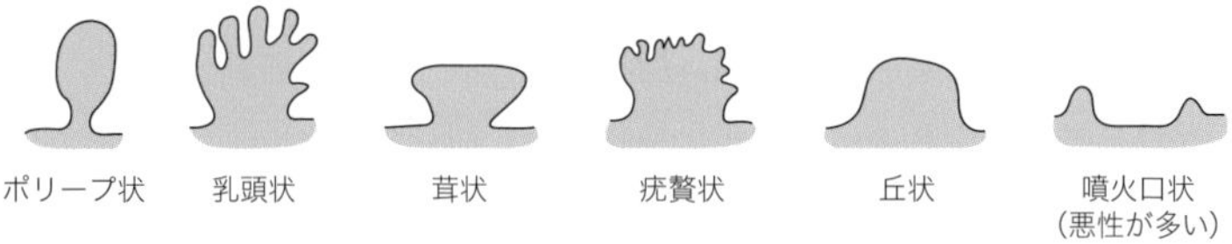

4）固型腫瘍の構造

①実質：腫瘍細胞．造血系腫瘍では用いない．

②間質：実質への栄養・酸素を供給する．多くの腫瘍の間質は血管結合組織

③胞巣：腫瘍細胞が塊状をなすもので，上皮に由来する腫瘍の特徴

- 上皮性腫瘍：被覆上皮，腺上皮由来の腫瘍．実質と間質が明瞭に区別される．
  ➡胞巣をつくる（悪性腫瘍では癌胞巣）．
- 非上皮性腫瘍：筋組織，結合組織，神経組織由来の腫瘍．実質と間質が不明瞭
  ➡胞巣をつくらない．

④浸潤：腫瘍細胞が間質にびまん性に進展した状態．主に悪性腫瘍で多い．

⑤被膜：腫瘍細胞と正常組織の間に線維性組織からなる隔壁．主に良性腫瘍で多い．

5）増殖様式

①圧排性増殖：膨張性発育腫瘍細胞塊が周囲の健常組織を押しのけつつ進展していく状態

②浸潤性増殖：腫瘍細胞が元の腫瘍細胞塊から分離し，周囲の健常組織に潜り込む（浸み込む）ように進展する状態

B 病因と発生

1）原因

(1) 内因

①年齢：乳幼児のものを除くと加齢とともに増加する．一般に 40 歳以上を癌年齢という．

②性別：一般に女性より男性に多い．

・男性に多い癌：胃癌，食道癌，肺癌，喉頭癌，肝癌，膀胱癌など

・女性に多い癌：乳癌，子宮癌，甲状腺癌，胆管癌など

③人種：食生活など生活環境の違いが大きく影響していると考えられる．
前立腺癌：日本人＜欧米人

④遺伝的要因：散発性の一般の癌に明らかな遺伝はない．

> 遺伝性腫瘍および高発癌性遺伝病：網膜芽細胞腫（RB 遺伝子），ウィルムス腫瘍（WT1 遺伝子），家族性大腸ポリポージス（APC 遺伝子），色素性乾皮症（DNA 修復酵素の先天的欠損）

⑤免疫

(2) 外因（環境要因）

①化学的発癌因子：体内に取り込まれた化学物質が癌を引き起こす．
ex 喫煙，職業癌（アスベスト：悪性中皮腫）

②物理的因子：持続的で機械的な刺激，放射線被曝，紫外線刺激が癌を引き起こす．

③生物学的因子：ウイルス感染や細菌感染が悪性腫瘍を引き起こす．
ex *Helicobacter pylori* ➡ 胃癌　よくでる

CHECK!

① **DNA ウイルス**
- human herpesvirus 8（HHV-8）➡カポジ肉腫
- human papilloma virus（HPV）➡子宮頸癌
- Epsteion-Barr virus（EBV）➡バーキットリンパ腫，鼻咽頭癌
- hepatitis B virus（HBV）➡肝細胞癌

② **RNA ウイルス**
- human T-cell leukemia virus type1（HTLV-1）➡成人 T 細胞白血病
- hepatitis C virus（HCV）➡肝細胞癌

2）発生メカニズム　よくでる

腫瘍は遺伝子異常の蓄積によって生じる多段階説が考えられている．

発癌物質（initiator）が標的細胞の
DNA に突然変異を誘発（DNA 損傷）
↓
発癌促進因子（promoter）の作用により増殖が促進
↓
前癌病変（promotion）が発生
↓
さらに癌細胞の増殖と悪性化が進行
↓
浸潤や転移を引き起こす（progression）

CHECK!

①**癌遺伝子**：固有のタンパク質をつくり，その作用により細胞の変異・増殖を生じさせ癌化に導く遺伝子群
ex *src*，*ras*，*myc* など

②**癌抑制遺伝子**：癌形質の発現を抑える働きをする遺伝子群．癌抑制遺伝子自体に異常があると癌抑制には働かない．
ex *Rb*，*p53*，*APC*，*WT1*，*DCC*，*NF1*，*p16* など

C 広がり方（転移）

1）直接浸潤

悪性腫瘍の発生した部位（原発巣）の隣在組織・臓器に，悪性腫瘍が浸潤性に発育・進展すること．

2）転移

原発巣からの癌細胞の遊離
↓
脈管内侵入
↓
脈管内散布
↓
脈管内着床
↓
脈管外への遊出
↓
遊出部位における癌細胞の増殖
↓
転移巣の形成

(1) 定義

原発巣から離れた部位に癌細胞が運ばれて，新たな増殖をすること．

(2) 転移の種類

①リンパ行性転移：癌細胞がリンパ管内に侵入し（右図），リンパ液の流れによって運ばれ，リンパ節に転移すること．

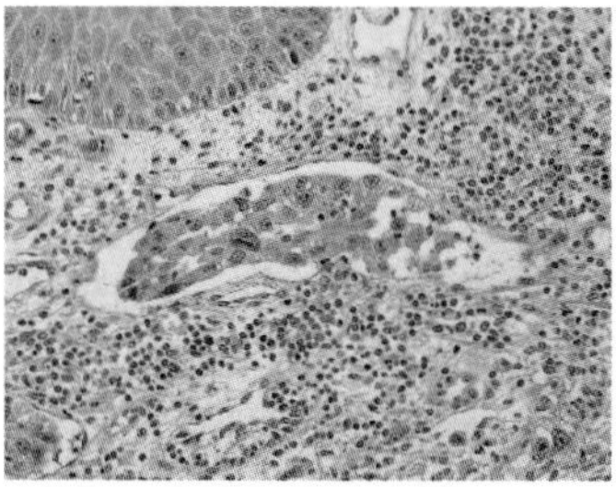

リンパ管内に癌細胞を認める．

- センチネルリンパ節：所属リンパ節のうち原発巣の癌細胞が最初に流入するもの．
- 癌性リンパ管症：リンパ管を充填するように癌細胞がリンパ管内で増殖した状態．
- ウィルヒョウ転移：左鎖骨上窩リンパ節への転移．

②血行性転移：癌細胞が毛細血管に侵入し，血流によって運ばれ，遠隔部位に転移すること．

転移巣の形成されやすい臓器：肝臓，肺，脳，腎臓，骨

③播種性転移：体腔（腹腔など）表層に達した癌が，直接腔内に散らばり転移巣を形成すること．

ex 癌性腹膜炎，癌性胸膜炎

④接触性転移

ex 口唇の口腔扁平上皮癌

D 疫学

3人に1人ががんで死亡する時代となっており，がんはきわめて身近な病となっている．男女ともに胃がんは減少傾向にある．大腸がんおよび肺がんは増加傾向で，特に男性では肺がんは，顕著な増加を示している．女性では，乳がんは増加傾向だが子宮がんは減少傾向にある．

2013年の国立がんセンターの口腔がんの罹患数と死亡数の集計によると，罹患数は約15,000人，死亡数は約7,000人と報告されており，死亡率46.1%で，23に分けられた臓器中第10位に口腔がんがランキングされている．

悪性腫瘍の罹患数と死亡者数

No	部位	罹患数（がんになった人）			死亡数			
		男	女	計	男	女	計	死亡率
1	膵臓	16,839	15,491	32,330	15,873	14,799	30,672	94.9%
2	胆のう・胆管	11,345	11,291	22,636	8,929	9,296	18,225	80.5%
3	白血病	6,615	4,869	11,484	4,806	3,327	8,133	70.8%
4	肺	73,727	33,514	107,241	52,054	20,680	72,734	67.8%
5	多発性骨髄腫	3,224	3,132	6,356	2,062	2,059	4,121	64.8%
6	肝臓	31,244	16,027	47,271	19,816	10,359	30,175	63.8%
7	食道	18,145	3,282	21,427	9,667	1,876	11,543	53.9%
8	卵巣		9,918	9,918		4,717	4,717	47.6%
9	悪性リンパ腫	13,855	10,064	23,919	6,339	5,001	11,340	47.4%
10	口腔・咽頭	10,771	4,789	15,560	5,128	2,051	7,179	46.1%
11	脳・中枢神経系	2,585	2,240	4,825	1,200	998	2,198	45.6%

（国立がんセンター，2013）

Ⅱ．腫瘍の分類 よくでる

A 生物学的分類（宿主への影響度合いに基づく分類）

1）良性と悪性の違い：臨床所見

	良性腫瘍	悪性腫瘍
発育速度	遅い（年単位）	速い（数週間から数か月単位）
発育形式	膨張性	浸潤性
転移	ない	多い
再発	少ない	多い
全身的影響	少ない	多い
予後	良好	不良

良性腫瘍でも取り残せば再発する．浸潤性発育は再発傾向を強くする．
分化度とは，腫瘍では発生母細胞・母組織との類似性を意味する．
悪性度は，宿主の予後に対する影響の度合いを示している．分化度や異型性の程度に相関することが多い．

2）良性と悪性の違い：病理所見

	良性腫瘍	悪性腫瘍
異型性	ないか軽度	高度
被膜	あり	なし
壊死	なし	多い

B 組織学的分類（発生母組織による分類）

1）上皮性腫瘍

実質が上皮性組織に由来する．実質と間質は明瞭に分かれる．

ex 乳頭腫，腺腫，扁平上皮癌など

2）非上皮性腫瘍

実質が非上皮性組織に由来する．実質と間質は不明瞭になる．

ex 線維腫，神経鞘腫，平滑筋腫など

3）混合性腫瘍

上皮性腫瘍と非上皮性腫瘍が混在する.

ex 奇形腫，癌肉腫，歯牙腫など

C 悪性腫瘍の進行度による分類

1）TNM 分類

T（Tumor）：原発巣の大きさ

N（Node）：リンパ節転移の有無

M（Metastasis）：遠隔臓器転移の有無

Ⅲ．異型性

A 概念

1）定義

腫瘍の細胞形態や組織形態と，健常細胞・健常組織との顕微形態学的差異，腫瘍細胞に生じた形態変化.

2）細胞異型と構造異型の所見

（1）細胞異型

細胞・核の大型化，外形性，核濃染，核小体の数や大きさの増大，核/細胞質比（N/C）の増加，異常核分裂像など

（2）構造異型（組織異型）

細胞分裂の増加，異常な上皮突起の形成，極性の消失など

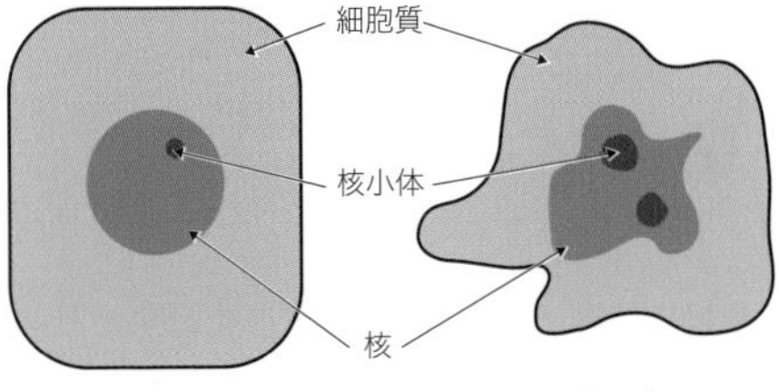

正常細胞　　悪性腫瘍

Ⅳ．口腔潜在的悪性疾患と口腔上皮性異形成

A 口腔潜在的悪性疾患

1）定義

臨床的に口腔癌（扁平上皮癌）へ進展する危険性を有する疾患．前癌病変と前癌状態を含む．

2）種類

①紅板症
②紅板白板症
③白板症
④口腔粘膜下線維症
⑤先天性角化異常症
⑥無煙タバコ角化症
⑦リバーススモーキングによる口蓋角化症
⑧慢性カンジダ症
⑨口腔扁平苔癬
⑩円板状エリテマトーデス
⑪梅毒性舌炎
⑫日光角化症（口唇のみ）

3）経過

正常→口腔潜在的悪性疾患→上皮内癌→扁平上皮癌

前癌**病変**は，癌に進展する形態変化を伴う可能性のある病変のこと．
前癌**状態**は，癌に進展する形態変化を示さないが癌化する可能性のある病変のこと．

B 口腔上皮性異形成症　よくでる

1）定義

「遺伝子変異の蓄積により引き起こされる．扁平上皮癌に連続するリスクの増加を伴う構造的および細胞学的な上皮のスペクトラム変化」と定義される．

CHECK! 上皮性異形成症の所見

さまざまな程度の細胞異型，構造異型が重層扁平上皮内にみられる状態．軽度，中度，高度がある．

①**構造異型**
・不規則な上皮の層構造
・基底細胞の極性の消失
・滴状の釘脚
・核分裂像の増加
・表層での核分裂像
・単一細胞角化
・釘脚内の角化真珠形成
②**細胞異型**
・細胞の大きさの多様性
・細胞の多型性
・核／細胞質比の増加
・異常核分裂像
・核小体の数の増加
・核小体の増大
・核の濃染性
③**異型性に含まれない所見**
・角化層の亢進
・有棘細胞層の肥厚
・顆粒細胞層の出現

C 前癌病変

1）種類

①白板症

②紅板症

2）白板症

（1）定義

口腔粘膜にみられる白斑で板状の隆起性を示す病変の総称で，擦過しても剝がれない．白くみえるのは角化が亢進しているからである．臨床病名である．

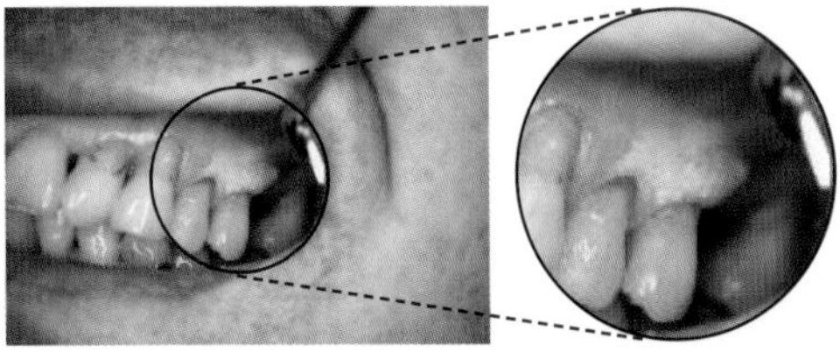

(2) 病理所見

白板症を病理学的に検索すると以下のような多様な病変が含まれる.

①良性過角化症：角化が亢進した扁平上皮．異型性はない.

②扁平上皮過形成：上皮全体（主に棘細胞層）の肥厚が認められる.

③軽～高度の上皮異形成症：種々の程度の異型が認められる.

④上皮内癌：高度な異型を伴う上皮，浸潤はない．基底膜は破壊されていない.

⑤扁平上皮癌：浸潤癌.

②～④は前癌病変に含まれる.

3) 紅板症

(1) 定義

赤い斑状，板状を呈する難治性の粘膜疾患．臨床病名である.

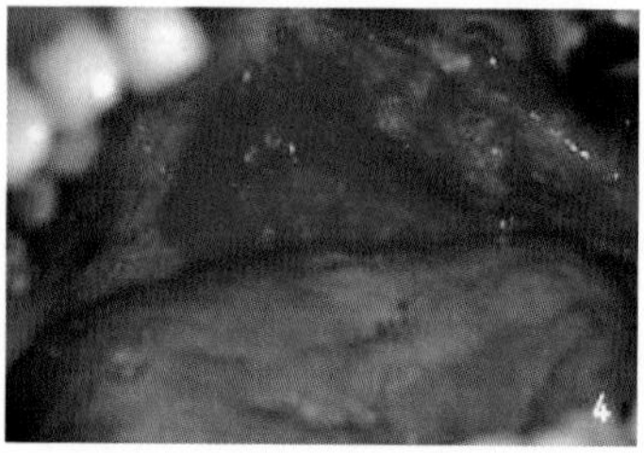

(2) 病理所見

角化の程度が低く，上皮の変化として高度の上皮性異形成，上皮内癌，扁平上皮癌などを含む．上皮は概して薄いことが多い．扁平上皮癌へは7%が移行し，白板症より高い.

Chapter 9

齲蝕

Check Point

- 齲蝕の病因論について理解する．
- 齲蝕の病理組織像について理解する．
- 急性齲蝕と慢性齲蝕の違いを理解する．

Ⅰ．齲蝕の特徴

A 概念

1）定義

齲蝕とは，口腔細菌による歯質の破壊を示す感染症である．破壊は，細菌が糖を基質にして産生した酸による歯の無機質成分の脱灰 decalcification と，酵素などによる有機質成分の破壊によって生じる．

英語で齲蝕は，dental caries というが，カリエス caries とは本来，細菌による硬組織の破壊のことを示している．齲蝕に罹患した歯が，齲蝕歯ないし齲歯である．俗にいう「むし歯」はこの齲蝕歯であって，病名である齲蝕と同義語ではない．

2）発生要因の 4 要素

1969 年にカイス Keyes は，外因として細菌（*Streptococcus mutants*）と食物（糖質），内因として宿主（歯）の菌への感受性の 3 者を選び，これら 3 者が満たされた場合だけに齲蝕が発生するとした．

その単純化した説明図を Keyes の輪という．

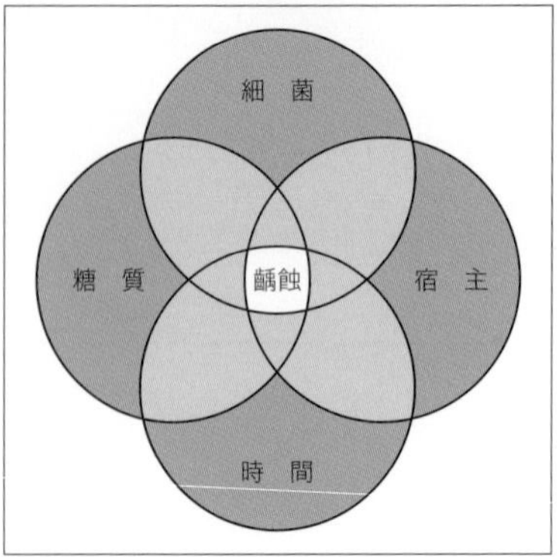

Keyes の輪
近年では時間の要因を取り入れ４つの輪となっている．これら４者のうちどれが欠けても齲蝕は起こらない．

3）歯質の脱灰の諸説

齲蝕の成因に関しては，タンパク質キレーション説，タンパク質溶解説など種々提唱されてきたが，最も支持されているのはミラー Miller の化学細菌説 chemicoparacitic theory である．

B 病変としての特異性

齲蝕は，病理学総論で説明しにくい疾患であり，一般病変とは大きく異なる歯科特有の疾患である．その特異性をまとめると以下のようになる．

- 生物学的破壊ではなく，主として化学的破壊によって形成される疾患である．したがって，破壊過程には病理学総論の変性（→ p.7 参照）がわずかに関与するだけである．
- 生体の防御反応として炎症や免疫反応は生じない．
- 硬組織には生体のさまざまな修復反応が起きないので，齲蝕は一度齲窩が形成されると自然治癒は望めない．

Ⅱ．齲蝕の病理組織像　よくでる

A エナメル質齲蝕

1）進展経路　CHECK!

齲蝕の進展はエナメル小柱の走行に従って進行するので，病巣は円錐状になる．これをエナメル質の齲蝕円錐という．

レッチウス線（新産線は除く）の成長線およびエナメル葉，エナメル叢，エナメル紡錘でも広がる傾向がある．これらの構造はいずれも低石灰化部である．

2）下掘れ齲蝕

齲蝕は，エナメル－象牙境で拡大する傾向が強く，下掘れ齲蝕の原因となる．

3）表層下脱灰

表層下脱灰とは，いったん脱灰されたエナメル質表面が，再石灰化のために石灰化度の高い表面になるが，その直下は脱灰が進んだ状態を呈し，齲蝕の初期に生じる．実質欠損はない．臨床的にはホワイトスポットとして観察される．

B 象牙質齲蝕

1）進展経路　CHECK!

象牙質齲蝕は，象牙細管の走行に従って進行する．そのため，齲蝕病巣は円錐状になる傾向が強い．エブネル線でも拡大傾向がある．

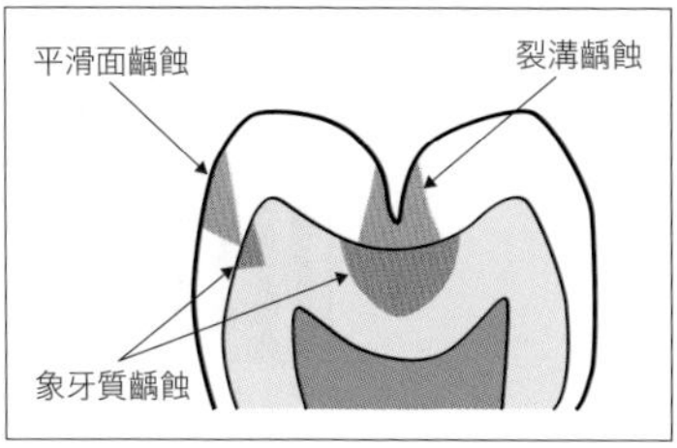

齲蝕の進展経路
エナメル質齲蝕は，小窩裂溝部と平滑面部では円錐の方向は逆になる．

2）層分け

・表層から崩壊層，細菌感染層，脱灰層の３者を合わせたものが，いわゆる軟化象牙質である．軟化象牙質は，象牙質に含まれる有機基質が齲窩内に残存するために生じる．

・脱灰層は細菌感染を伴わないため，再石灰化を期待し，保存することが可能である．

・透明層（象牙細管の均一な石灰化）と不透明層（象牙細管の不均一な石灰化）の２層は硬化象牙質とよび，脱灰標本では観察できない．硬化象牙質は慢性齲蝕，咬耗，摩耗で顕著に形成される．

3）象牙細管の変性像

①漏斗状拡大，平等性拡大：無機成分は管周象牙質から破壊されるため，象牙細管が拡大するようにみえる．

②数珠状拡張：象牙細管へ細菌が浸入し，脱灰がエブネル線に沿って局所的に破壊され，数珠状となったもの．

③裂隙：脱灰がエブネル線で象牙細管と直角方向に生じ亀裂となったもの．

④溶解原巣：三次元的に破壊が進み形成される．

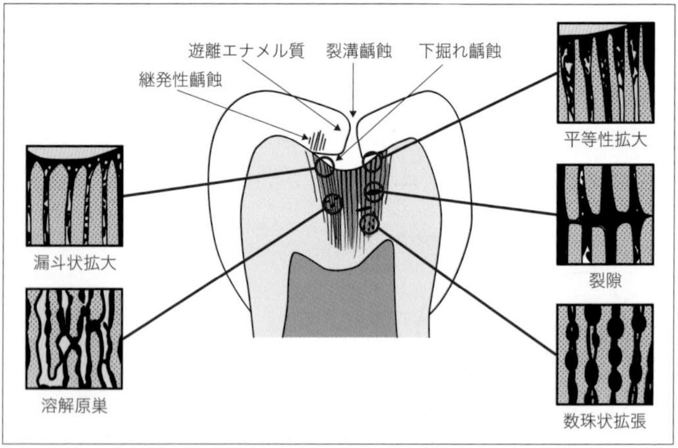

象牙質齲蝕牙細管の変性像

C セメント質齲蝕

1）特徴 CHECK!

・セメント質齲蝕は，歯肉が退縮したために露出した歯根や，歯周ポケットが深くなった歯根の表面から生じ，これら以外に象牙質齲蝕から続いて起こる場合もある.

・セメント質は歯頸部で菲薄なため，齲蝕はすみやかに象牙質へ波及するが，一般に慢性に経過する.

・年齢的な特徴が認められ，老年者に好発する.

2）進展経路 CHECK!

齲蝕の進展は有細胞セメント質と無細胞セメント質で異なる．また，齲蝕円錐の形成は認められない.

①無細胞セメント質：シャーピー線維埋入部とセメント質層板に沿って進行し，齲蝕裂隙を形成し，セメント質が剝離脱落する.

②有細胞セメント質：セメント小腔，セメント細管も進展経路になる.

Ⅲ．急性齲蝕と慢性齲蝕

急性齲蝕と慢性齲蝕の比較 CHECK!

	急性齲蝕	慢性齲蝕
年齢	若年者	成人
進行速度	速い	遅い
脱灰の程度	高い	低い
着色の程度	弱い	強い
軟化象牙質	多量，湿潤	少量，乾性
好発部位	小窩裂溝	平滑面，根面
第三象牙質	少ない	多い

Chapter 10
歯髄疾患(象牙質-歯髄複合体の病変)

Check Point

・歯髄疾患の特徴と分類を理解する.
・歯髄の退行性病変，進行性病変，循環障害の特徴を理解する.
・歯髄炎の特徴と分類を理解する.

Ⅰ．歯髄疾患の特徴

A 概念

1）歯髄組織の特徴

歯髄は解剖学的に象牙質による閉鎖系の中に存在しており，血液・リンパ循環の悪い環境にある．これらのことは歯髄病変の特徴の形成に関連する重要な事項となっている.

2）歯髄疾患の分類

①退行性病変：網様萎縮，空胞変性（象牙芽細胞），石灰変性，歯髄壊死，歯髄壊疽
②進行性病変：第三象牙質，象牙粒
③循環障害：歯髄充血
④歯髄炎：急性歯髄炎，慢性歯髄炎

Ⅱ．歯髄の退行性病変，進行性病変，循環障害

A 歯髄の退行性病変の分類と特徴

1）網様萎縮

歯髄では一般の萎縮と異なり，歯髄全体の容積は縮小せず，歯髄細胞が減少し，残存する歯髄細胞の突起によって網状となる．歯冠部歯髄に好発し，加齢的変化として生じる．臨床症状は呈さない．

2）空胞変性

窩洞形成による象牙細管の傷害が原因となり，象牙芽細胞の細胞質にタンパク質代謝異常により空胞状の形態が発生する．急性歯髄炎にも生じる．

3）石灰変性

歯髄の加齢的変化で最も多く，歯根歯髄に好発する．石灰化の機序は，カルシウム塩が血管壁，神経線維，コラーゲン線維に沈着する異栄養性石灰化である．根管治療の妨げとなる．

4）歯髄壊死

外傷，歯髄処置で用いられた薬物，歯髄炎で生じる歯髄全体の死のこと．

5）歯髄壊疽

歯髄壊死の状態に細菌感染が起こり，歯髄が腐敗した状態である．

B 歯髄の進行性病変の分類と特徴

1）第三象牙質

・修復象牙質，補綴象牙質，病的第二象牙質は同義語である．

・摩耗，咬耗，齲蝕，窩洞形成などの病的・物理的刺激により形成された象牙質のこと．歯髄に対する病的・物理的刺激を軽減させる役割がある．

・原生象牙質や第二象牙質より象牙細管の数は少なく，不規則な配列を示し，石灰化度も低い．

2）象牙粒

・歯冠部歯髄内に，未分化間葉細胞から分化した象牙芽細胞により形成された類円形の病的象牙質のこと．加齢的に増加する．

・組織学的には象牙細管が明瞭な真性象牙粒，不明瞭な仮性象牙粒があるが，必ずしも区別できないこともある．

・髄腔壁との位置関係で遊離性，壁着性，介在性に分類される．

C 歯髄の循環障害の分類と特徴

1）歯髄充血

歯髄では一般に血管内に赤血球が充満した状態を歯髄充血とよび，うっ血とは区別していない．歯髄炎の前駆病変である．

Ⅲ．歯髄炎

A 概念

1）定義と病変の特徴

歯髄炎 pulpites は，ほとんどが齲蝕に継発して歯髄組織に生じる炎症性疾患で，閉鎖された歯髄腔内では，炎症の 5 徴候（→ p.36 参照）のうち，発赤，腫脹，熱感は起こらず，疼痛・機能障害を示す．また，歯髄組織は疎性結合組織のために炎症が急速に波及しやすい．

2）発症機序

歯髄炎の発生原因には生物学的原因，化学的原因，物理的原因がある．このうち，生物学的原因である細菌感染（齲蝕の進展に伴う）によって生じる歯髄炎の頻度が最も高い．

3）分類 CHECK!

（1）急性歯髄炎

①急性漿液性歯髄炎（一部性，全部性）

②急性化膿性歯髄炎（一部性，全部性）

③急性壊疽性歯髄炎

④急性上行性歯髄炎

(2) 慢性歯髄炎

①慢性潰瘍性歯髄炎

②慢性増殖性歯髄炎

B 臨床所見と病理所見

1）急性漿液性歯髄炎

臨床所見

齲蝕が象牙質の表層に達しているが，まだ健全な象牙質が残存している歯髄に生じる．多くは冷水痛，甘味痛が一過性に起こる．

病理所見

・病巣は髄角部に生じやすく，齲蝕病巣下の象牙芽細胞は萎縮や変性を生じ，炎症が強ければ壊死も認める．

・象牙芽細胞下の結合組織には血管の拡張や歯髄充血が生じ，浮腫により組織が解離する．このような一連の循環障害が急性症状の原因となる．

・炎症細胞としてはわずかにリンパ球，形質細胞を認める．好中球は明らかではない．

・慢性齲蝕病巣から継発した急性歯髄炎では，炎症の生じている部位に一致して第三象牙質の形成が認められることが多い．

2）急性化膿性歯髄炎　よくでる

臨床所見

・軟化象牙質により覆われた歯髄（仮性露髄）に細菌が感染した炎症である．

・温水により疼痛が強まり，冷水で疼痛が緩和する．その疼痛は拍動性または放散性で激烈である．

病理所見

・象牙芽細胞は変性や壊死を生じ，歯髄には血管の拡張や充血が著明に認められる．

・歯髄中に著明な好中球の浸潤を認め，膿瘍を形成することが多い．

3）急性壊疽性歯髄炎

臨床所見

・急性化膿性歯髄炎に腐敗菌の感染が生じたものを急性壊疽性歯髄炎という.

・臨床症状としては化膿性歯髄炎と同様の症状を呈し，さらに悪臭を放つ.

> **CHECK!**
>
> 歯髄壊疽は歯髄全体の死であり，歯髄炎としての症状はない.

病理所見

大部分が歯髄の腐敗産物や細菌などで，生きた歯髄細胞はほとんど認めない．しかし，部分的に化膿性歯髄炎を呈する.

4）急性上行性歯髄炎

臨床所見

根尖孔からの血行性感染による歯髄炎で，重篤な慢性歯周炎が原因になることが多い．その他，顎骨骨髄炎，根尖性歯周炎からも生じることがある.

病理所見

好中球を主体とした化膿性炎を呈する.

5）慢性潰瘍性歯髄炎

臨床所見

歯冠に大きな齲窩が形成され，外界と歯髄が交通して開放されたことで急性症状が軽減する.

病理所見

・病理組織学的には3層構造を呈する.

> **CHECK!**
>
> ・表層は，潰瘍面であり，壊死組織，フィブリンの析出，好中球の著明な浸潤を伴う.
> ・中間層は，好中球，リンパ球，形質細胞が浸潤する肉芽組織層が形成される.
> ・最下層は，炎症が軽度で，線維からなる線維性組織層である.

・石灰化物の形成を認めることがある.

6）慢性増殖性歯髄炎

臨床所見

・大きな齲窩から有茸性に歯髄組織の増殖が認められる開放性の歯髄炎で，歯根完成前の幼若永久歯に好発する.

・歯髄息肉あるいは歯髄ポリープ pulp polyp ともよび，臨床症状は軽度である.

病理所見

・病巣は主として増殖性炎のために生じる肉芽組織であり，これは歯根完成前の幼若永久歯の場合，根尖孔からの血流が豊富であり，病的刺激に対する修復機転が強く働くことが深く関係している.

・病理組織学的には3層構造を呈する.

CHECK!

・表層は，扁平上皮が被覆する場合と，潰瘍面の2つのパターンがある.表層が上皮で被覆されている場合，その上皮は扁平上皮が口腔内から剝離した細胞が定着し，増殖したものと考えられている.

・中間層は，好中球，リンパ球，形質細胞の著明な浸潤を伴う炎症性肉芽組織が認められる.

・最下層は，炎症が軽度であり，線維からなる線維性組織層を形成する.

C 継発症

歯髄炎は炎症が波及しやすい組織であり，歯髄死をきたしやすい.このため，根尖孔から起炎物質の漏出により根尖性歯周炎をきたしやすい.特に，乳歯の根尖性歯周炎による永久歯歯胚の形成阻害は，ターナー Turner の歯の原因となる.

Chapter 11

根尖部歯周組織の病変

Check Point

・根尖性歯周炎の特徴と分類を理解する.
・根尖性歯周炎の合併症を理解する.

Ⅰ. 根尖性歯周炎の特徴

A 概念

1) 定義

根尖性歯周炎 apical periodontitis は，根管からの種々の刺激により根尖歯周組織に発生した炎症性病変で，根尖病巣ともいう.

2) 発症機序

根尖性歯周炎の原因には生物的原因，化学的原因，物理的原因がある. このうち生物的原因である細菌感染による頻度が最も高い.

特に歯髄炎が進展し歯髄死をきたし，その起炎物質により根尖部に炎症を生じることが多いことから，齲蝕からの継発症としての意義がある.

B 分類 CHECK!

1) 急性根尖性歯周炎

①急性漿液性根尖性歯周炎
②急性化膿性根尖性歯周炎

2）慢性根尖性歯周炎

①慢性化膿性根尖性歯周炎

②慢性肉芽性根尖性歯周炎

歯根肉芽腫，歯根嚢胞

Ⅱ．急性根尖性歯周炎と慢性根尖性歯周炎

A 急性根尖性歯周炎

1）急性漿液性根尖性歯周炎

臨床所見

・感染直後，また根管治療後に一過性に生じることが多く，歯の挺出感があり，咬合痛や自発痛は軽度である．

・エックス線写真上では変化をほとんど認めず，全身症状もない．

病理所見

・根尖部歯根膜に炎症性の充血や浮腫，軽度の炎症性細胞浸潤を認める．

・病変周囲の歯槽骨に，破骨細胞性の破壊はほとんどない．

2）急性化膿性根尖性歯周炎

臨床所見

急性漿液性根尖性歯周炎から移行することが多い．症状は強く，自発痛，歯の挺出感と動揺を起こす．所属リンパ節の腫脹や発熱といった全身症状も現れる．

病理所見

・根尖歯周組織に著明な好中球浸潤と炎症性水腫を認める．

・膿瘍を形成するものを急性歯槽膿瘍という．周囲歯槽骨には破骨細胞による吸収を認める．

・病巣から根管内に滲出液が侵入し，細胞診で好中球を確認できる．

B 慢性根尖性歯周炎

1）慢性化膿性根尖性歯周炎

臨床所見

・急性根尖性歯周炎の慢性化や，初めから慢性根尖性歯周炎として生じる病変である．局所的な症状は軽快し，全身症状もない．

・瘻が形成されることがある．瘻は，根尖部の膿が外界に排出されるための瘻管と，排出口の瘻孔からなる．瘻孔は歯肉に形成されることが多いが，皮膚に生じることもある．

病理所見

・中心部には膿瘍が形成され，それを被包するように肉芽組織が取り囲み，最外層には線維性組織を認める．

・肉芽組織は炎症性細胞浸潤が強く好中球が多い．リンパ球，形質細胞も認める．

・マクロファージが膿瘍内容物を貪食することによって，細胞質が明るく顆粒状を呈する泡沫細胞の浸潤を認める．

・歯槽骨には吸収と添加の改造現象が生じる．

2）慢性肉芽性根尖性歯周炎　よくでる

炎症性肉芽組織の増生を主とする慢性根尖性歯周炎である．膿瘍部が完全に肉芽組織で置換されている病型を歯根肉芽腫といい，囊胞腔を形成する病型を歯根囊胞という．

（1）歯根肉芽腫

歯根肉芽腫は慢性化膿性根尖性歯周炎から移行し，膿瘍が吸収され肉芽組織によって器質化されたものである．感染根管処置が十分でないときには，慢性歯槽膿瘍の再発や歯根囊胞へ移行することがある．

> 本疾患は非特異性炎であり，歯根肉芽腫という名称がついているが，真の肉芽腫ではない．

臨床所見

罹患歯の根管は感染根管を呈するが，自覚症状はほとんどない．

病理所見

・中心部（内層）は著明なリンパ球と形質細胞の浸潤を伴う幼若な肉芽組織，外層は線維性組織からなる2層構造を示す．
・根尖部付近の肉芽組織は好中球の浸潤が強い．
・膿瘍内の物質を貪食し，胞体が顆粒状となったマクロファージ由来の泡沫細胞の集簇《しゅうぞく》が認められる．
・歯槽骨には吸収と添加の改造現象が生じる．
・炎症性肉芽組織内に，マラッセの上皮遺残由来の上皮組織が炎症反応性の増殖により網状に増殖することがあり，これを上皮性歯根肉芽腫という．

(2) 歯根囊胞

本囊胞については，顎顔面領域の囊胞性疾患（→ p.138 参照）で述べる．

Ⅲ．根尖性歯周炎の合併症

急性化膿性根尖性歯周炎が顎骨全体に広がり，骨髄炎や骨膜下膿瘍，歯肉膿瘍，口蓋膿瘍などの継発症を起こすことがある．この場合に全身状態や免疫能力の低下が加わると，さらに広がりやすくなる．

Chapter 12
辺縁部歯周組織の病変

Check Point

・歯周病の特徴を理解する.
・歯肉病変の種類と特徴を理解する.
・歯周炎の種類と特徴を理解する.
・咬合性外傷の特徴を理解する.

I．歯周病の特徴

A 概念

1）定義

・歯周病（歯周疾患）periodontal disease とは，プラークを原因とする辺縁部歯周組織の炎症性病変で，病態の違いで歯肉炎 gingivitis と歯周炎 periodontitis がある.

・歯周組織にはエプーリスをはじめとして，炎症性疾患や腫瘍など多数の疾患が発生するが，これらは歯周病に含めない.
・根尖性歯周炎は齲蝕からの継発により発生する歯性の病変であるが，歯周病は辺縁部の炎症拡大により生じる病変であり，発生機序がまったく異なる.

2）原因

(1) 直接因子

・歯肉縁上プラークは主として歯肉炎を発症させ，原因菌として *Actinomyces viscosus* や *Actinomyces naeslundii* などが関与していると考えられている.
・歯肉縁下プラークは主として歯周炎を発症させ，原因菌として

Porphyromonas gingivalis などが関与していると考えられている.

(2) 局所的因子

①歯石 CHECK!

プラークが石灰化したものであるために, 細菌性の病原性は示さない. しかし, 表面が粗糙であることから歯肉を傷害したり, プラークの堆積を促進したりする.

②その他の要因

不適合な充填物や補綴装置, 歯列不正, 食片圧入, 口呼吸, 外傷性咬合, ブラキシズムなどがある.

(3) 全身的因子

糖尿病, ダウン Down 症候群, パピヨン-ルフェーブル Papillon-Lefèvre 症候群などは重度の歯周病を併発する. 白血病は白血病細胞が歯肉に浸潤することにより歯周組織を破壊する.

3) 病理発生

歯肉炎から歯周炎への経過は, 開始期病変, 早期病変, 確立期病変, 発展期病変の 4 段階に分類されている.

歯周病の経過の 4 段階 CHECK!

開始期病変	プラーク付着の 2 ～ 4 日後に生じる. 炎症性水腫および好中球浸潤が認められる	歯肉炎
早期病変	プラーク付着の 7 日後に生じ, 臨床的に歯肉炎が確認できる. T 細胞の浸潤が主体となる	
確立期病変	炎症性浸潤が広範囲に広がり, B 細胞が主体となる. 歯肉炎から歯周炎への移行期であり, 歯周ポケットの形成が始まる	
発展期病変	炎症が歯根膜および歯槽骨にまで波及し, 歯周炎が成立した状態を示す. 形質細胞が最も多い	歯周炎

4) 疫学

歯周病は多くの人が罹患する国民病であり, 生活習慣病の 1 つに位置づけられ, 以下のような特徴がある.

・人種や地域差に関係なく発症する.

・歯肉炎は乳児から成人まで年齢に関係なく発症し, 増齢的に炎症の状態も重篤化する.

・歯周炎の多くは35歳以降に発症し，増齢とともにその頻度は高まる.例外的に若年者に発症する歯周炎がある（侵襲性歯周炎）.

・若年者の歯周炎は女性に多いが，一般的な歯周炎には性差はない.

Ⅱ．歯肉病変

A 概念

・歯肉病変は，歯肉に限局した炎症性病変である．慢性に経過することがほとんどで，歯槽骨，歯根膜，セメント質の吸収がないので歯の動揺が認められない.

・歯肉炎は可逆性の病変であり，プラークが除去されれば炎症は消退する.

B 分類と特徴

プラーク性歯肉炎，非プラーク性歯肉炎および歯肉増殖に分類される.

1）プラーク性歯肉炎

プラーク単独性歯肉炎，全身因子関連歯肉炎，栄養障害関連歯肉炎などが含まれる.

臨床所見

・歯肉の発赤，腫脹が著明になり容易に出血する.

・外方性に歯肉が増殖することで歯肉溝が相対的に深まり，歯肉ポケットを形成する.

病理所見

・歯肉溝上皮細胞間隙の離開と，好中球の著しい浸潤を伴う.

・上皮下結合組織には，血管拡張と充血が著明に認められ，広範囲に炎症性水腫が起こる.

・好中球が多数浸潤し，リンパ球，形質細胞も混在する.

2）非プラーク性歯肉炎

プラーク細菌以外の感染（特殊な細菌，ウイルス，真菌）による歯肉病変．その他，粘膜皮膚病変（扁平苔癬，類天疱瘡，尋常性天疱瘡，エリテマトーデス），アレルギー反応，外傷性病変に分類される．

3）歯肉増殖　よくでる

歯肉組織のコラーゲン線維の過剰増生による歯肉肥大．遺伝的に突発的に発症するものと，薬物の影響によって発症するものがある．

（1）薬物性歯肉増殖症

臨床所見

・フェニトイン使用者はてんかんなどの既往歴がある．
・ニフェジピンは高血圧患者が服用する薬物であり，高齢者に多い．
・シクロスポリンは臓器移植後に拒絶反応を抑制するために使用されるので，頻度としては最も低い．
・病変は前歯部に表れることが多く，歯冠が歯肉に埋没することもある．

病理所見

上皮突起の著明な形成と，歯肉上皮下の膠原線維の不規則な増生，そしてリンパ球および形質細胞の慢性炎症細胞浸潤を認める．

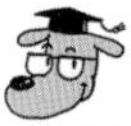

コラム：薬物性歯肉増殖症

フェニトイン（抗けいれん薬），ニフェジピン（降圧薬），シクロスポリン（免疫抑制剤）などの薬物と，口腔清掃の不良による慢性歯肉炎が複合的に関連しあって発症する．歯肉増殖の本体は，歯肉結合組織の増生である．

（2）遺伝性歯肉線維腫症

象皮病，突発性歯肉過形成症ともよばれ，歯肉のびまん性増殖をきたすまれな疾患である．家族性発症が多いことから，遺伝性の疾患と考えられている．

Ⅲ．歯周炎

A 概念

・歯周炎は歯周病原細菌により深部組織にも炎症が波及し，歯肉の付着の喪失や歯槽骨吸収を伴う疾患である．組織破壊は持続的に生じるのではなく，進行期と静止期の周期性を示す．

・歯肉炎のすべてが歯周炎へ移行するわけではなく，年齢などの複雑な要因が関与する．

B 分類と特徴

本書では旧分類で示した．新分類では慢性歯周炎や侵襲性歯周炎のような分類はなくなっている．

1）慢性歯周炎

特徴

歯周病原細菌により生じる歯肉の付着の喪失および歯槽骨吸収を伴う慢性炎症で，主として35歳以上に発症する．以前は成人性歯周炎とよばれ，多量のプラークと病変の発症に相関関係がある．

臨床所見

・歯肉に発赤・腫脹が生じ，容易に出血する．排膿や口臭を伴うこともある．

・種々の程度に歯槽骨が吸収され，歯が動揺する．

・歯肉溝は根尖方向に深化するため病的な空隙が形成される．これを歯周ポケットという．

病理所見

・慢性化膿性炎症を呈する病変である．歯周ポケット上皮には滲出現象により細胞間隙が生じ，その間隙に好中球の浸潤を認める．

・上皮は変性し，びらん（→ p.79 参照）を呈する．また，炎症に伴う上皮基底層の反応性の増殖が生じ，それが深部増殖となる．

・上皮下結合組織には炎症性水腫が認められ，好中球だけでなくリンパ球および形質細胞も多数浸潤する．特に形質細胞が多い．

・歯根膜では線維の破壊が生じる．

・セメント質は変性壊死に陥り，感染性歯質となる．

・歯槽骨は歯槽骨頂や歯槽骨側面から不規則に吸収し，破骨細胞によるハウシップ窩が形成される．

2）侵襲性歯周炎

特徴

・急速な歯周組織破壊（歯槽骨吸収，付着の喪失），家族内発症を認めることを特徴とする歯周炎である．

・一般的にプラーク付着量は少なく，10～30歳代で発症することが多い．貪食細胞の異常が認められる．

・*Aggregatibacter actinomycetemcomitans* が関与していると考えられる．

・限局型（第一大臼歯と前歯に限局した付着の喪失と，歯槽骨吸収が少なくとも2本の永久歯に認められる）と広汎型（ほぼ全顎的）に分類される．

3）遺伝疾患に伴う歯周炎

好中球減少症，Down症候群，Papillon-Lefèvre症候群，チェディアック・東Chediak-Higashi症候群，低アルカリホスファターゼ血症などがある．

4）壊死性歯周疾患

本症については，口腔感染症の項（→ p.81 参照）で述べる．

Ⅳ．咬合性外傷の種類と特徴

1）一次性咬合性外傷

咬合力により生じる深部歯周組織（セメント質，歯根膜，歯槽骨）の障害であり，健全な歯周組織に過度な咬合力が加わり生じる．

2）二次性咬合性外傷

歯周炎により支持歯周組織（セメント質，歯根膜，歯槽骨）が破壊され，咬合負担能力が低下した歯に生じる．

Chapter 13

顎口腔領域の炎症関連疾患

Check Point

- 口腔粘膜の炎症性疾患を理解する.
- 口腔領域に症状を示す自己免疫疾患を理解する.
- 顎骨の炎症性疾患を理解する.

Ⅰ. 口腔粘膜の炎症性疾患　よくでる

A 細菌・真菌感染による疾患

1）放線菌症

特徴

- *Actinomyces israelii* によって発生する肉芽腫性感染症である.
- 感染には先行病変として，齲蝕，根尖病巣，歯周炎，智歯周囲炎，抜歯窩からの感染も重要.

臨床所見

- 20～40 歳の青壮年期の男性に多い.
- 軟組織にも発生するが下顎智歯部が好発部位である．顎骨に病変がある場合，顎放線菌症とよぶ.
- 病変部のびまん性腫脹による板状硬結，咀嚼筋への炎症の波及で開口障害，顔面皮膚には瘻孔からの排膿を認める（右図→）.

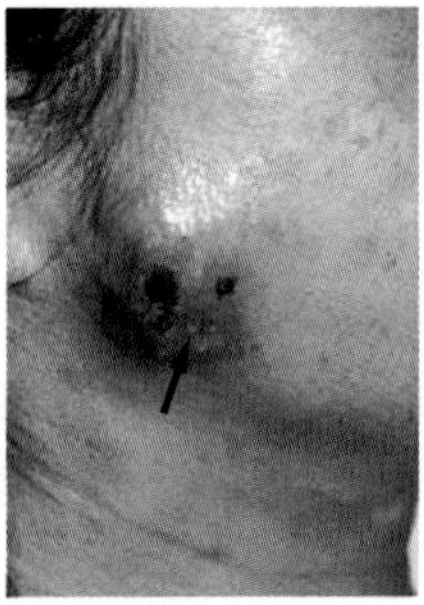

多発性膿瘍

病理所見

- 多発性膿瘍の形成と，黄白色の菌塊 Druse（次図）を認める.

・菌塊中心部の菌糸網（次図＊）と辺縁の棍棒体（次図→）が配列し，好中球が浸潤する．

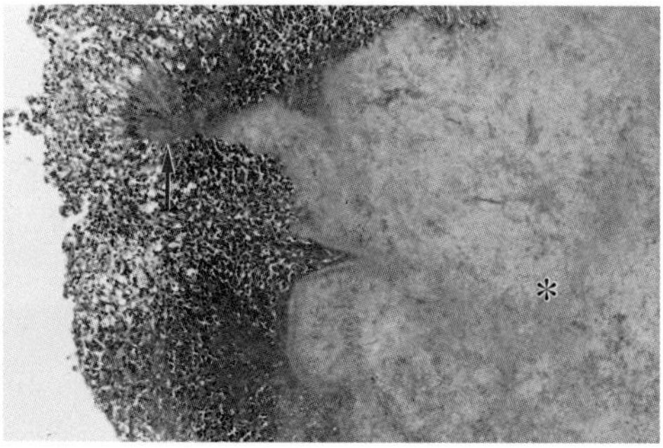

2）口腔カンジダ症

（1）急性偽膜性カンジダ症（鵞口瘡）

特徴

日和見感染，菌交代現象，免疫不全状態などの全身状態の低下と関連して発症する *Candida albicans* による真菌感染症である．

臨床所見

・小児や高齢者で全身的な免疫能の低下した人に好発し，口腔粘膜のどの部位にも発症する．AIDS の初発症状として発症することもある．

・肉眼的には乳白色の被苔を形成する（次図＊）．

CHECK!

機械的刺激で簡単に剥離でき，剥離部はびらんを形成する（図→）．びらんとは，粘膜固有層までの欠損をいう．

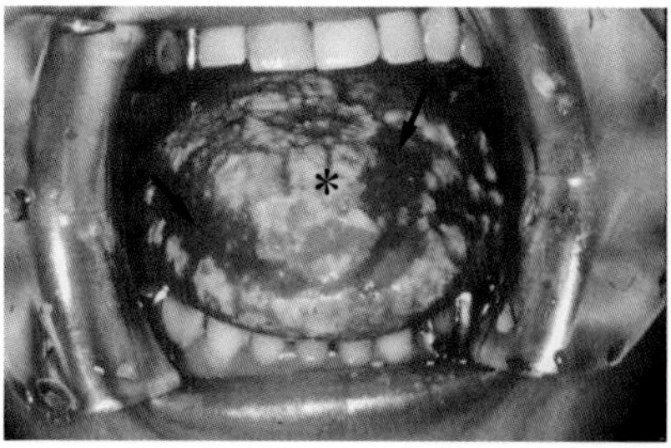

病理所見

菌糸の上皮表層（角化層）への侵入（次図→）と上皮内に好中球の浸潤を認める.

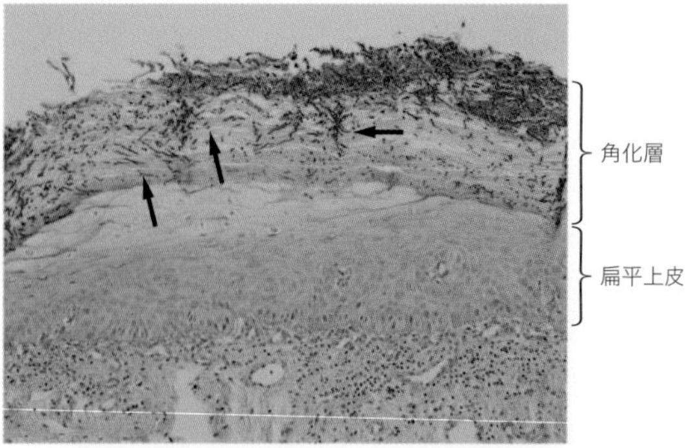

PAS 染色

(2) 慢性肥厚性カンジダ症

特徴

急性偽膜性カンジダ症が慢性に経過し，偽膜が厚くなり粘膜に固着することにより，白苔が剝がれにくくなる病型を示す.

> **CHECK!**
> 白板症との鑑別が必要である.

(3) 肉芽腫性カンジダ症

特徴

Candida albicans による感染が上皮下結合組織にまで進展し，肉芽腫性炎を引き起こす．宿主の免疫不全状態が関与して発症する．深在性で予後不良である.

> **義歯性口内炎**
> 義歯の清掃不良によって，義歯と接触する粘膜に生じる慢性炎症で，*Candida albicans* が関与していると考えられている．ちなみに，*Candida albicans* は義歯に付着しやすい性状をしている.

(4) 正中菱形舌炎

特徴

舌背部粘膜の正中やや後方に出現する菱形から四角の形状の限局性舌炎．カンジダ症が限局性に舌に発症する病態である．舌乳頭の消失が認められる.

3）壊死性潰瘍性歯肉炎

特徴

・口腔スピロヘータと紡錘菌 *Fusobacterium* が認められるが，口腔内の不衛生，栄養不良，全身状態の低下も重要な要因と考えられている．

臨床所見

・18〜30 歳の青年に好発し，広範囲に白色偽膜で覆われた潰瘍と壊死が生じる．

・著明な歯肉の腫脹，接触痛，悪臭に加えて，発熱，所属リンパ節の腫脹などの全身症状を伴う．

・歯槽骨の吸収はない．歯槽骨の吸収を認める場合は壊死性潰瘍性歯周炎という．

病理所見

表層には潰瘍を呈し，フィブリンの析出と著明な好中球浸潤を認め，その下層ではリンパ球，形質細胞の浸潤が著しい．

4）結核

特徴

・結核症は *Mycobacterium tuberculosis* によって起こる肉芽腫性炎である．

・肺に好発する．

・口腔結核は，肺結核の成立後の二次性結核症として生じる．歯肉に好発し，表面は白色の偽膜で覆われ，辺縁不整で潰瘍状を呈することが多く，いわゆる穿屈性潰瘍を形成する．

・結核性リンパ節炎は，リンパ行性あるいは血行性進展により，頸部リンパ節に好発する．

病理所見

・結核結節を形成する．

・類上皮細胞，ラングハンス型巨細胞はマクロファージ由来である．多核で馬蹄形に核が配列した大型の細胞である．

CHECK! 結核結節

乾酪壊死巣（図＊），その周囲の類上皮細胞，ラングハンス型巨細胞（図→），さらにリンパ球が取り囲む．

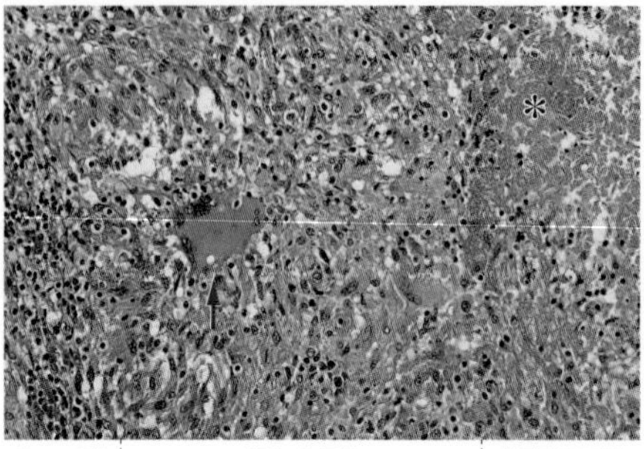

リンパ球　類上皮細胞 ラングハンス型巨細胞　乾酪壊死巣

5）口腔梅毒

特徴

・梅毒トレポネーマ *Treponema pallidum* によって起こる肉芽腫性炎で，近年増加している．

・性行為により性器や口腔粘膜の小創から感染する後天性梅毒と，母体から胎盤を経て胎児に感染する先天梅毒がある．

・先天梅毒では，ハッチンソン Hatchinson の3徴候とよぶ迷路性難聴，実質性角膜炎，前歯部の形成不全のハッチンソンの歯が生じる．

後天梅毒の病理所見

・感染後3週間の潜伏期間を経て，4期に分類される経過をたどる．

第 1 期 (3 週後)	初期硬結：小血管周囲にリンパ球，形質細胞が浸潤して硬結となる． 硬性下疳：初期硬結が潰瘍化して黄色の膿が排出する． 無痛性硬性横痃：所属リンパ節に同様の病変が出現する．
第 2 期 (8 ～ 12 週)	皮膚，粘膜病変が出現する（バラ疹）． 口腔粘膜にも乳白色の粘膜斑が生じる． 外陰部では尖圭コンジロームを形成することが多い．
第 3 期 (2 ～ 4 年)	臓器梅毒ともよび，ゴム腫を形成する． ゴム腫は中心部の凝固壊死巣を取り囲むように少数の類上皮細胞が認められ，著明な形質細胞浸潤を特徴とする肉芽腫である． 口腔では軟口蓋に形成されることが多い．
第 4 期 (10 年以上)	中枢神経梅毒あるいは晩期梅毒とよび，中枢神経系を主とした変性病変を起こす．

B 口腔のウイルス感染症

1）ウイルス感染の一般的な病理所見

・主としてリンパ球の浸潤がみられ，好中球の強い浸潤は二次感染がなければほとんど認められない．

・感染細胞における形態変化として，核内あるいは細胞質に封入体（次図→）の形成を認めることがある．

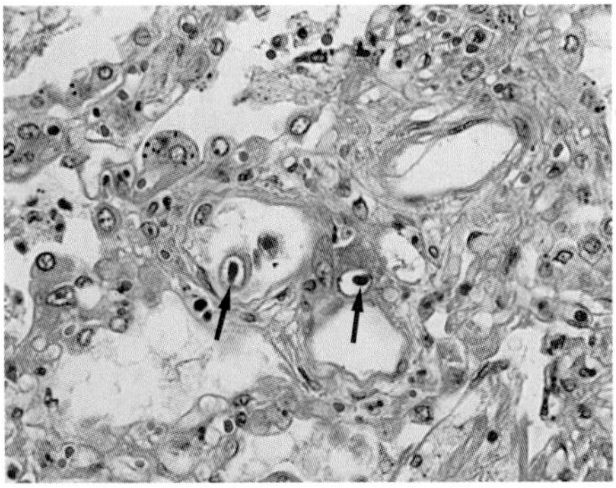

核内封入体（サイトメガロウイルス）

CHECK!

口腔におけるウイルス感染は，上皮内水疱性病変として認められることが多く，その水疱はすぐに自壊し，潰瘍を形成する．

C その他の重要な粘膜の炎症性疾患

1）アフタ性口内炎

特徴

・アフタ aphtha が多数出現し，粘膜炎を伴ったものをアフタ性口内炎という．

CHECK!

アフタとは，直径10 mm 以下の類円形の境界明瞭な有痛性の潰瘍で，表面に灰白色の偽膜を認め，周囲を赤く腫れた紅暈（図→）が取り囲む粘膜疾患である．

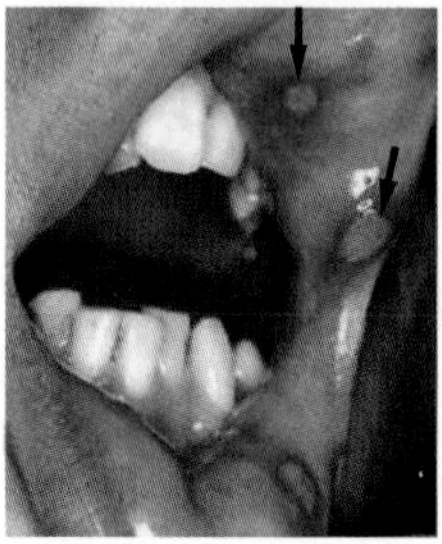

病理所見

粘膜上皮から固有層にかけて組織が欠損し，この部位に線維素（フィブリン）が析出し，偽膜を形成する壊死層，その下部には好中球を中心とした急性滲出性炎が認められる．欠損の範囲としては，粘膜下組織まで認める潰瘍を形成する．

2）口腔扁平苔癬

特徴

・扁平苔癬は皮膚や粘膜に生じる炎症性角化性病変である．

・口腔粘膜に発症する口腔扁平苔癬は，網状型，びらん型，白斑型，水疱型，萎縮型などに分類されてきた．複雑なため，現在は白色型，紅色型の2型に分類される．

・原因は不明であるが，金属アレルギー，ホルモン異常，ストレスなどが考えられている．

・C 型肝炎との関連が指摘されている．

臨床所見

・肉眼的にレース様模様の白色病変を示す網状型（次図）に次いで，びらんを呈するびらん型が多い．

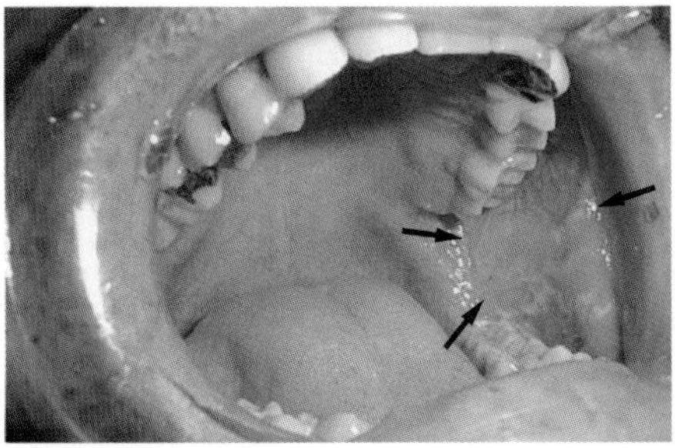

網状型の口腔内所見
頬粘膜にレース様模様が認められる．

・好発部位は頬粘膜で，左右対称性に発現することが多い．しかし，舌，歯肉などにも発症する．

・好発年齢は 40 歳代で，圧倒的に女性に多い．

病理所見

・T リンパ球の上皮下への帯状浸潤を特徴とする（次図→）．

・扁平上皮には，錯角化の亢進，軽度の棘細胞層の肥厚，基底細胞層の反応性の増殖による上皮突起が鋸歯状に認められる．

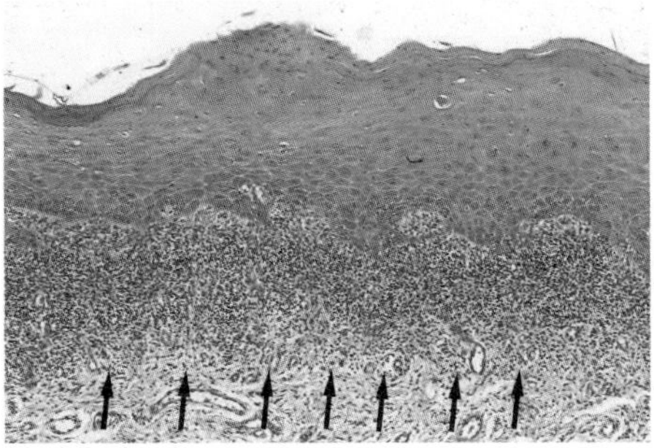

帯状リンパ球浸潤

CHECK!

口腔扁平苔癬は，重要な疾患なので，確実に覚えよう！

3）肉芽腫性口唇炎

特徴

・口唇に慢性の硬結性腫脹が生じる疾患で，これに顔面神経麻痺および溝状舌を伴うと，メルカーソン-ローゼンタール Melkersson-Rosenthal 症候群とよぶ.

・病変は上口唇に生じやすく，青年期の男性に好発する.

・上皮下結合組織の小血管周囲性に類上皮細胞，ラングハンス型巨細胞，リンパ球浸潤を認める（次図）.

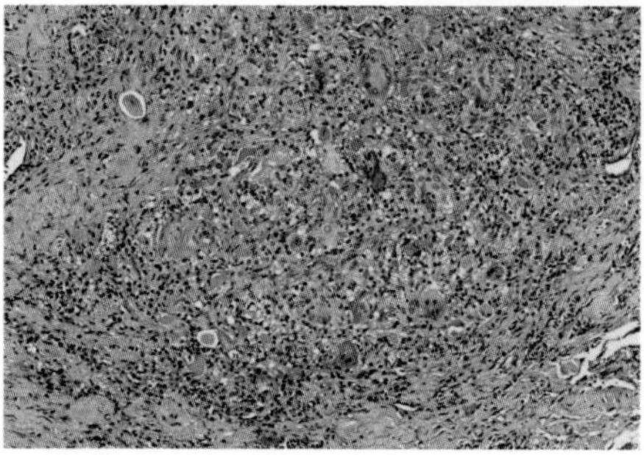

類上皮細胞の集簇が認められる.

4）サルコイドーシス

特徴

・壊死を伴わず，類上皮細胞が結節状に増殖するサルコイド結節（次図→）を全身性に生じる病変である.

・ラングハンス型巨細胞も浸潤し，細胞質内に星状小体とよぶ結晶様の沈着物を認める.

・リンパ球の浸潤は比較的少ない．口腔では，口腔粘膜下，唾液腺，頸部リンパ節などに発症する.

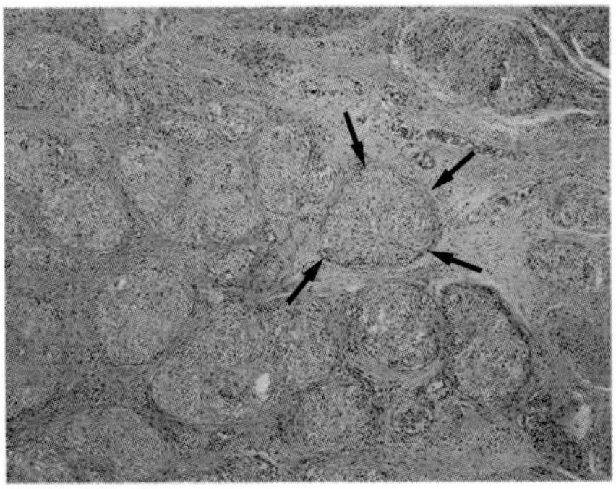

5）膿原性肉芽腫

特徴

・急激に増殖することがある．

・有茎性の肉芽組織の増生を示す病変である．

・表層は潰瘍を呈し，フィブリンの著明な析出によるフィブリンキャップを認め（次図破線内），その直下には毛細血管の豊富な肉芽組織の増生を示す．

・表層には好中球の浸潤が著明であるが，深層には好中球の浸潤は少ない．

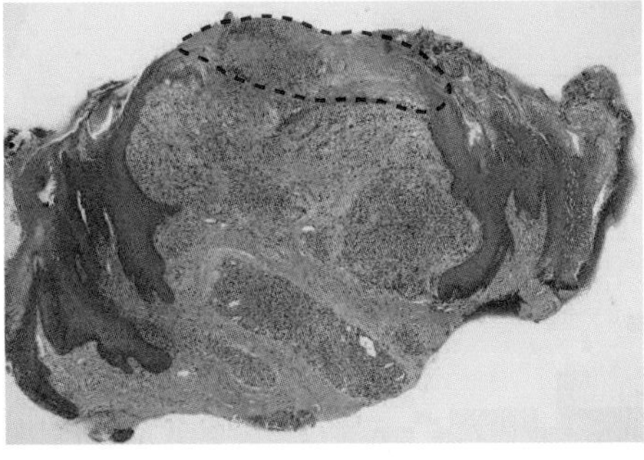

Ⅱ．自己免疫疾患による口腔粘膜疾患

A 臓器特異的自己免疫疾患

1）尋常性天疱瘡　よくでる

特徴

・皮膚あるいは粘膜の上皮内に大型水疱を形成する疾患である．

・約 80％が口腔にも発症し，皮膚病変に先行して初発症状になることも多い．

・デスモグレインに対する自己抗体 IgG，C3（補体）の扁平上皮の棘細胞間への沈着により発症する．

臨床所見

・中年女性に多く，口腔内では頬粘膜が好発部位である（次図）．

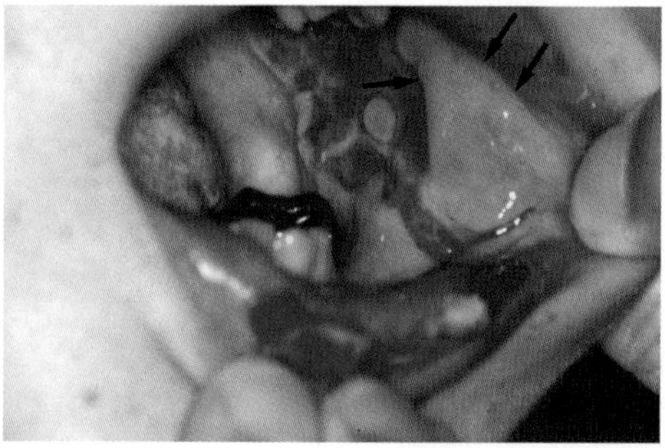

口腔内所見
頬粘膜に大型水疱（→）が認められる．

・大型水疱を形成し，病変部を擦過すると表層が容易に剝離する．これをニコルスキー徴候 Nikolsky sign とよぶ．

病理所見

・基底細胞より上に形成される上皮内水疱と棘細胞の集塊が上皮内水疱中に遊離する棘融解を認める（次図）．

・遊離した細胞のことをツァンク細胞 Tzanck cell とよぶ．

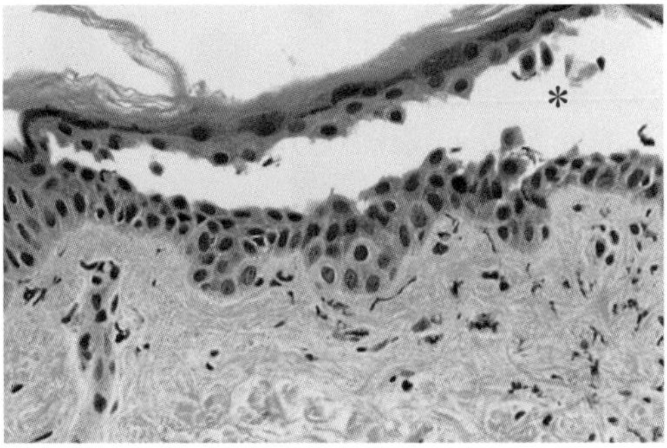

上皮内水疱が認められ，棘細胞の融解（＊）が生じている．

2）類天疱瘡 よくでる

特徴

・皮膚・粘膜に上皮下水疱を形成する水疱性類天疱瘡（次図）と，粘膜にのみ病変を形成する粘膜類天疱瘡の２型がある．このうち，粘膜類天疱瘡が口腔に病変を発症することが多い．

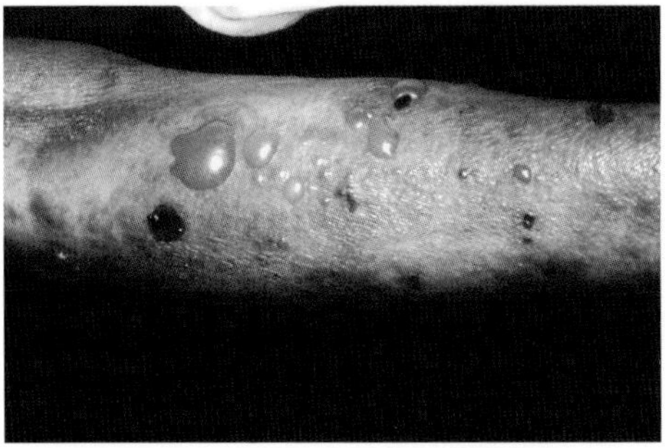

皮膚所見

・BP180，BP230 に対する自己抗体 IgG，C3（補体）の基底膜への沈着により発症する．

・天疱瘡より予後がよい．

臨床所見

・中年女性に多く，口腔内では歯肉（次図→），頬粘膜が好発部位であるが，眼球にも好発する．

・比較的小型の水疱を形成する．

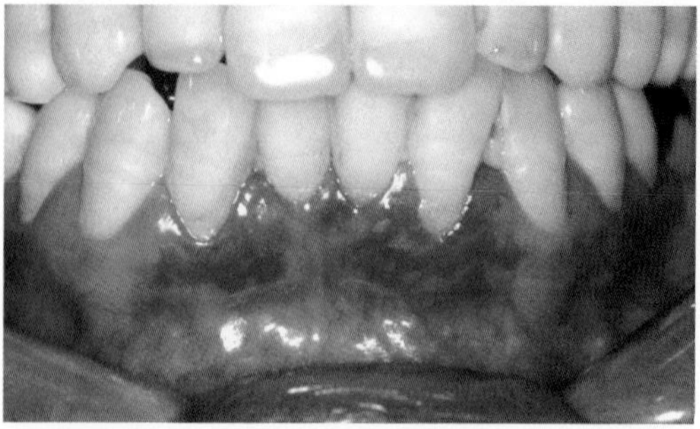

類天疱瘡の口腔内所見
水疱はやぶれてびらんとなっている.

病理所見

・基底膜下に水疱が形成されることから，上皮下水疱（次図→）が認められる．また，好酸球の浸潤を認める．

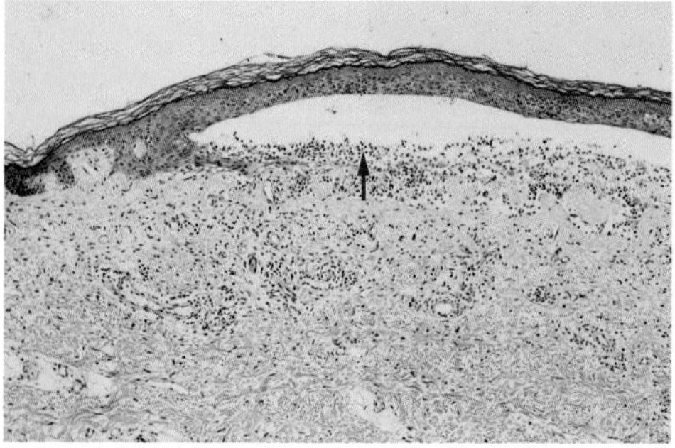

類天疱瘡の病理所見

CHECK!

尋常性天疱瘡と類天疱瘡の違いを理解しよう！

B 臓器非特異的自己免疫疾患

関節リウマチ，全身性エリテマトーデスなどがあるが，口腔における症状は強くない．

Ⅲ．顎骨の炎症性疾患

A 骨髄炎

1）急性 / 慢性化膿性顎骨骨髄炎

特徴

・急性化膿性顎骨骨髄炎は主として成人に生じ，下顎に好発し，上顎ではきわめてまれである．歯性感染により発生する．

臨床所見

・強い臨床症状を伴った急性化膿性骨髄炎として始まる場合が多く，感染巣は骨髄内で拡大し，皮質骨を破壊し，骨膜下膿瘍を形成する．

病理所見

・急性期では充血，炎症性水腫，好中球の浸潤を認める．次いで，膿瘍が形成され，骨組織は多数の破骨細胞により不規則に吸収される．

・慢性化すると，肉芽組織が増生し，リンパ球，形質細胞の浸潤が顕著になる．

・壊死骨は腐骨（次図）といい，大きい場合は線維性組織で被包される．

・細菌の付着を著明に認める．

・治癒期では，反応性の骨増生や添加性骨形成が生じる．

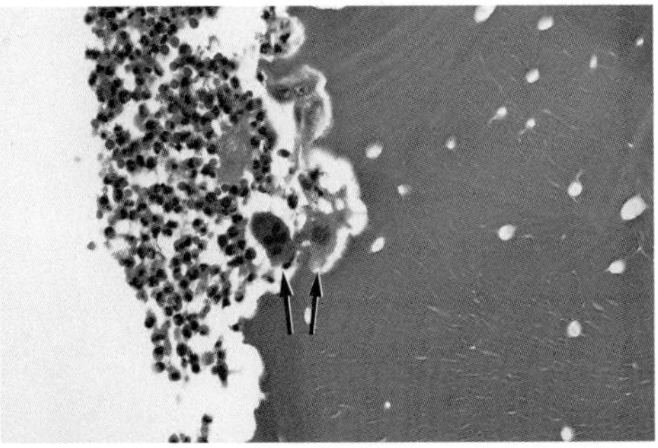

骨細胞の脱落，不規則な骨吸収，好中球浸潤が認められる．→は破骨細胞である．

2）慢性硬化性骨髄炎

(1) 慢性巣状硬化性骨髄炎

慢性根尖性歯周炎による軽微な炎症性刺激，あるいは炎症の消退後に限局性に密な骨組織を形成する病変で，無症状に経過する.

(2) 慢性びまん性硬化性骨髄炎

特徴

びまん性に広範囲に生じる非化膿性の弱い炎症性刺激による，反応性の骨増生が広範囲に生じる骨硬化性病変である.

臨床所見

女性に好発する傾向があり，特に20歳代の女性に多い．難治性である.

病理所見

・層状構造を示す太い成熟骨を形成する.
・骨梁間は疎な線維性結合組織で占められる.
・慢性炎症細胞浸潤は軽度である.

B 薬剤関連顎骨壊死 medication-related osteonecrosis of the jaw（MRONJ）

破骨細胞による骨吸収を抑制するビスホスホネートや抗RANKL抗体のデノスマブを投与されている患者で，抜歯などの外科処置後に生じる重篤な骨壊死である.

C 顎関節炎

感染による炎症の場合は，滑膜組織に好中球浸潤が観察される．一方，非感染性の場合は，自己免疫疾患の関節リウマチに伴うリンパ球および形質細胞浸潤がみられる.

Chapter 14
歯原性腫瘍

Check Point

・歯原性腫瘍の概要を理解する.
・良性上皮性歯原性腫瘍の特徴を理解する.
・良性上皮間葉混合性歯原性腫瘍の特徴を理解する.
・良性間葉性歯原性腫瘍の特徴を理解する.

Ⅰ. 歯原性腫瘍の概要

A 概念

歯原性腫瘍は, 顎骨内に歯胚の構成成分が遺残し, その遺残組織に由来して発生する.

B 一般的特徴

・悪性腫瘍よりも良性腫瘍のほうが高頻度で, 種類も多い.
・一般的に, 上顎より下顎（臼歯部）に好発する.
・一般的に, 良性の場合は10～30歳代（平均35歳程度）に好発する.
・エナメル上皮腫や歯牙腫の発現頻度が高い.
・埋伏歯を含むことが多い.
・発育は緩慢である.

C 分類（WHO分類, 2017）

1）良性腫瘍の分類

①良性上皮性歯原性腫瘍

②良性上皮間葉混合性歯原性腫瘍

③良性間葉性歯原性腫瘍

2）悪性腫瘍の分類

①歯原性癌腫

②歯原性癌肉腫

③歯原性肉腫

Ⅱ．良性上皮性歯原性腫瘍 よくでる

A 概念

・歯原性外胚葉に由来するので，歯の硬組織を形成することはない．

B 種類

1）エナメル上皮腫（通常型）

臨床所見

・局所浸潤性で再発傾向が強い．

・下顎臼歯部に好発する．

病理所見

・エナメル器に類似した腫瘍胞巣の増殖を示す**濾胞構造**と網目状に増殖する**叢状構造**がみられる．

・腫瘍は，エナメル芽細胞に類似した高円柱形細胞の**棚状配列**を認め，内部はエナメル髄様構造（前図★）を示す．

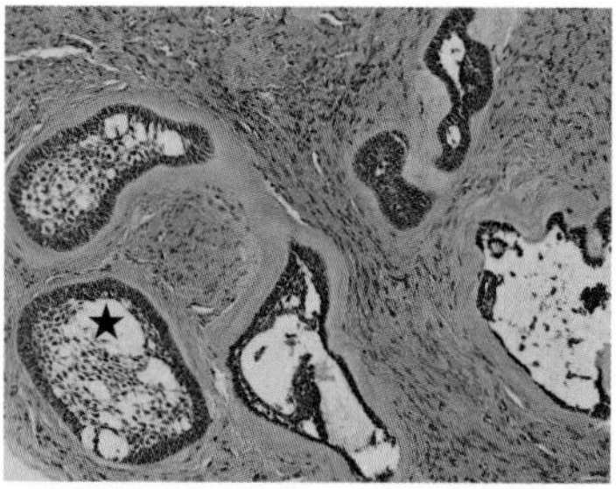

濾胞構造

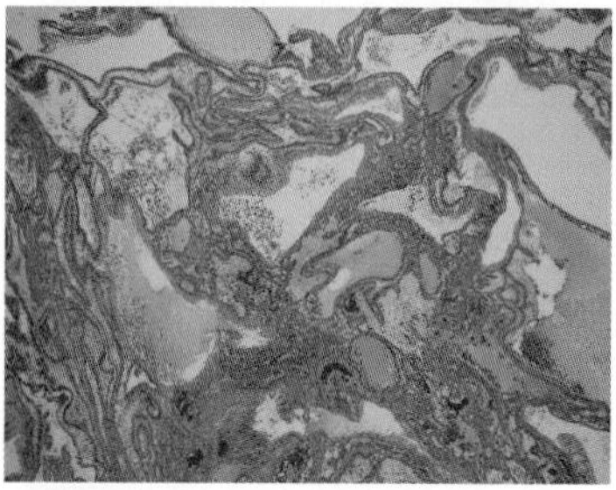

叢状構造

・エナメル髄様構造は，しばしば**扁平上皮化生**（次図＊）する．

・その他，顆粒細胞に変化するもの，コラーゲン線維の豊富な線維性組織の増生が示されるものなど多彩な像を示す．

・エックス線所見では単房または多房の「石けん泡所見」を示し，「ナイフカット状」の歯根吸収を示す．

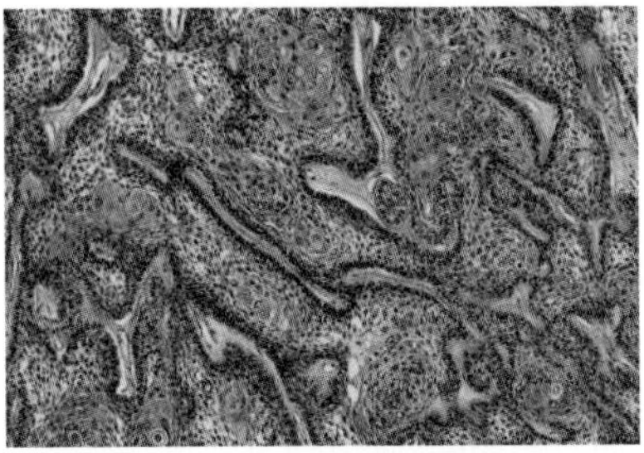

叢状構造に見られる扁平上皮化生

2）エナメル上皮腫，骨外型 / 周辺型

・歯肉に生じる．

3）エナメル上皮腫，単嚢胞型

臨床所見

・10 歳代の下顎大臼歯部に好発する．

・エックス線所見では単房性を示す．

・予後が最も良い．

病理所見

・嚢胞壁は，**濾胞構造**あるいは**叢状構造**のエナメル上皮腫の腫瘍胞巣から構成される．

CHECK!

濾胞構造と叢状構造の組織像の出題頻度が高い．よく確認しておこう！

4）石灰化上皮性歯原性腫瘍

臨床所見

・局所浸潤性で再発傾向がある.

・下顎臼歯部に好発する.

病理所見

・好酸性の多角形の細胞が敷石状に増殖する（次図→）.

・腫瘍細胞間に好酸性の硝子構造を示す**アミロイド様物質**（次図＊）が観察される.

・**アミロイド様物質**は，同心円状を示す異栄養性石灰化が高頻度で生じる.

CHECK!

アミロイド様物質（図＊）は，Congo-red 染色で陽性を示す.

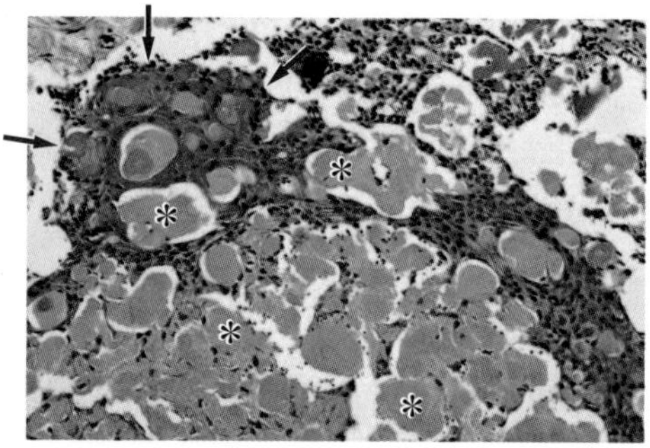

5）腺腫様歯原性腫瘍

臨床所見

・上顎犬歯部に好発する．女性に多い.

・エックス線的には石灰化物が砂粒状に散見されることがある.

・予後良好で再発傾向もない.

病理所見

・立方形細胞で裏打ちされた腺管様構造（次図→）が観察される.

腺管様構造なので，分泌能力はない．

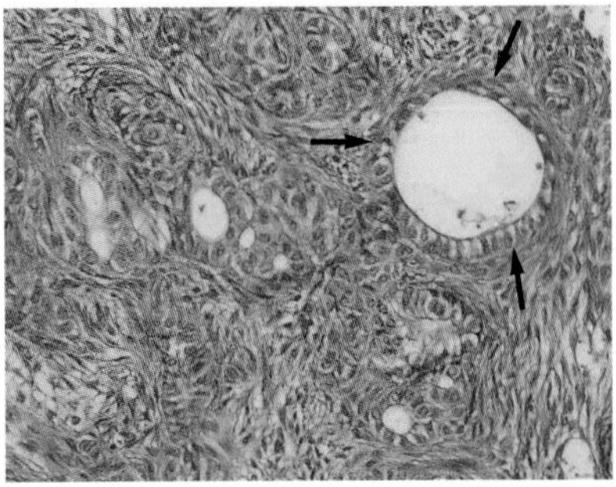

・腫瘍細胞が**花冠状構造**に配列することがある．

・好酸性の**硝子様物質**がみられ，異栄養性石灰化する．

6）その他の腫瘍

扁平上皮性歯原性腫瘍，転移性エナメル上皮腫がある．

Ⅲ．良性上皮間葉混合性歯原性腫瘍

A 概念

歯原性外胚葉と歯原性外胚葉性間葉の2つの成分に由来する．歯を誘導することがある．

B 種類

1）エナメル上皮線維腫

臨床所見

・10～20歳代の下顎臼歯部に好発する．エナメル上皮腫より若い年齢で発症することが多い．

・再発傾向がある．

病理所見

・濾胞あるいは索状のエナメル器類似の腫瘍胞巣の増殖がみられる．

・歯乳頭に類似した**星状細胞**あるいは紡錘形細胞の増殖がみられる．線維の形成は一般的に少ない．

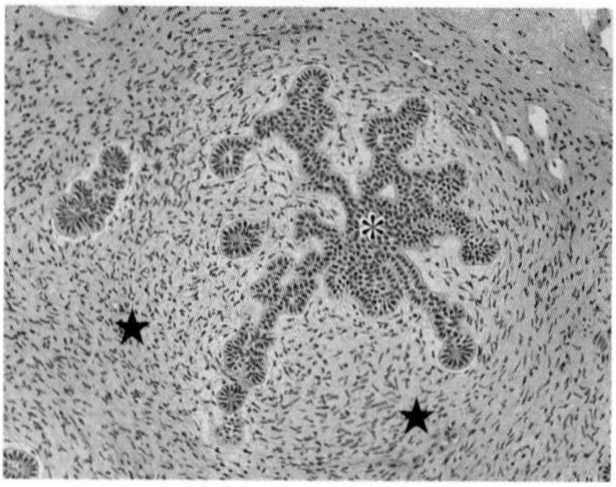

エナメル上皮線維腫
＊：エナメル上皮腫の成分
★：線維腫の成分

2）歯牙腫

（1）歯牙腫，集合型

臨床所見

・上顎前歯部に好発する．

・20 歳未満の若年者に多い．

・摘出物に，さまざまな異常形態を示す歯が含まれる．

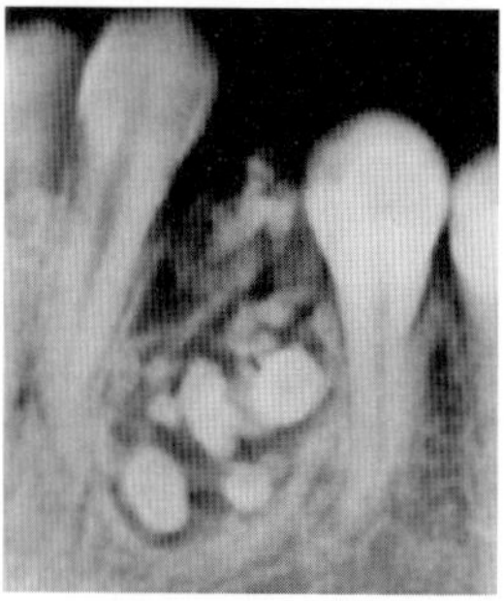

（歯科医師国家試験より）

病理所見

・エナメル質，象牙質，歯髄，セメント質が歯の構造に類似して配列する．

（2）歯牙腫，複雑型

臨床所見

・下顎臼歯部に好発する．

・20 歳未満の若年者に多い．

・エックス線所見では塊状の硬組織（次図→）として認められる.

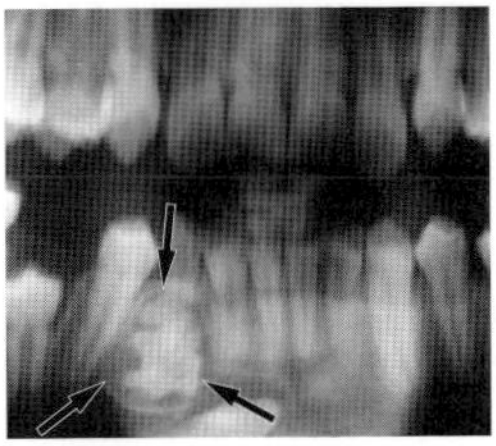

病理所見

・エナメル質，象牙質，歯髄，セメント質が不規則に配列する（次図）.
・歯の構造を示さない.

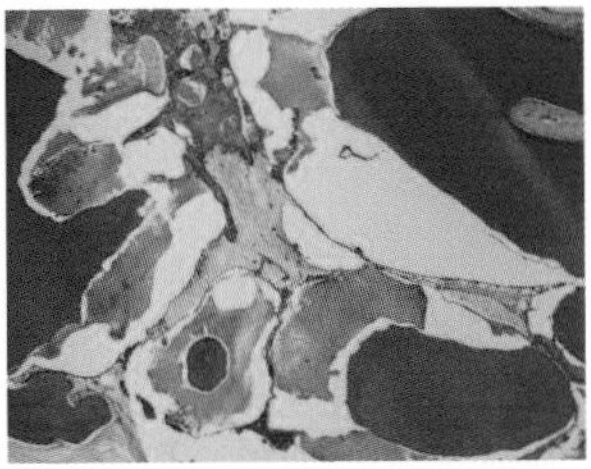

Ⅳ. 良性間葉性歯原性腫瘍

A 概念

・歯原性外胚葉性間葉に由来する.

B 種類

1）歯原性線維腫

臨床所見

・20 歳以下の若年者の下顎臼歯部に好発する.
・境界明瞭な病変で，予後良好である.
・まれに歯肉に生じ，周辺性歯原性線維腫と称するが，エプーリスとの鑑別が必要である.

病理所見

・歯乳頭に類似し，核クロマチンの濃縮した**星状細胞**の増殖を示すパターンや，コラーゲン線維を伴う紡錘形細胞の増殖を示すパターンなどが混在する．

・**マラッセの上皮遺残**に類似した**歯原性上皮島**（次図→）が腫瘍内に観察される．この歯原性上皮は腫瘍成分ではない．

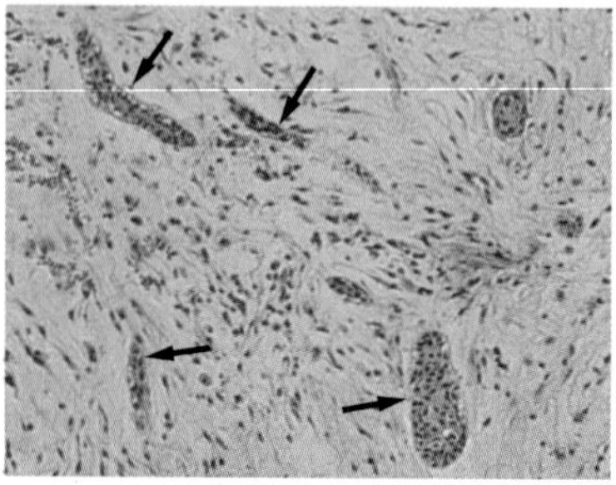

2）歯原性粘液腫　よくでる

臨床所見

・20〜40 歳代の下顎臼歯部に好発する．

・被膜をもたない腫瘍で，局所浸潤性を示すため再発が多い．

病理所見

・豊富な粘液基質を認め，細長い細胞質突起を伴う**星状細胞**や紡錘形細胞が疎に散見される（次図＊）．

・**マラッセの上皮遺残**に類似の**歯原性上皮島**が腫瘍内に観察される．この歯原性上皮は腫瘍成分ではない．

・コラーゲン線維の豊富な線維性組織を伴う場合は，**歯原性粘液線維腫**という．

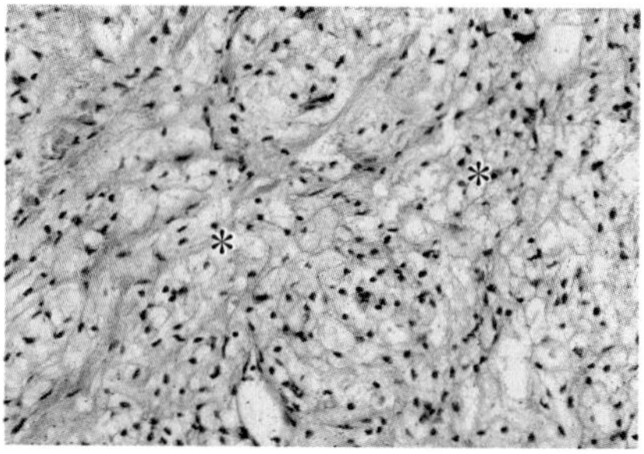

3）セメント芽細胞腫

臨床所見

・10〜20歳代の下顎大臼歯部に好発する.
・歯根と腫瘍は連続している（次図）（連続性が確認できない場合は，骨芽細胞腫と診断される）.
・関連する歯は生活歯である.

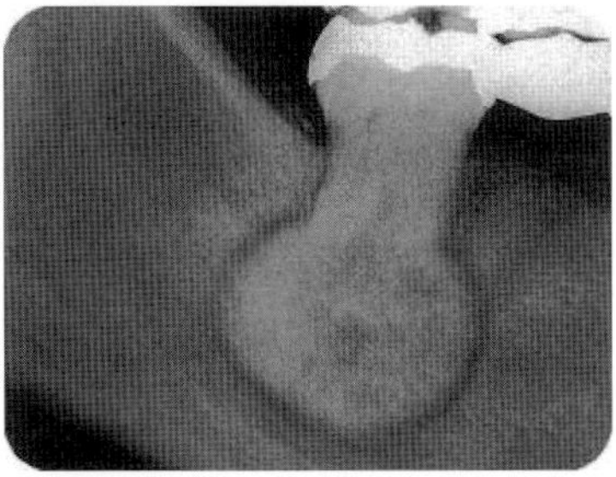

（歯科医師国家試験より）

病理所見

・**セメント芽細胞様細胞**の増殖と破セメント細胞が混在し，細胞成分に富む（次図★）．これらの細胞はセメント質様硬組織に付着している.
・セメント質様硬組織は，不規則に梁状に形成され歯根と連続性を認める.
・セメント質様硬組織には，好塩基性の改造線がみられる（次図＊）.

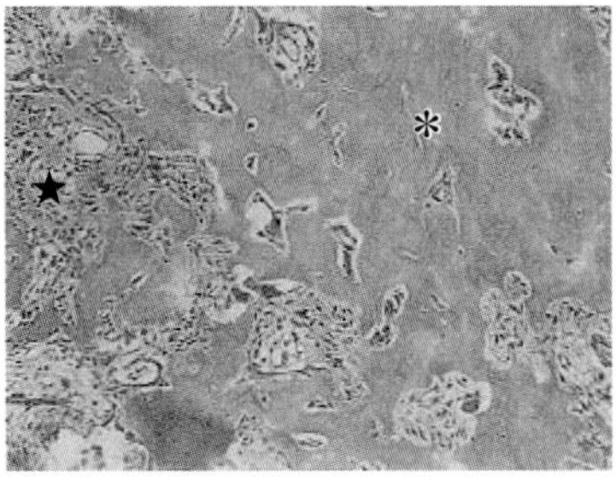

（歯科医師国家試験より）

V．歯原性悪性腫瘍

特徴

・50 歳代以降にみられるが，頻度はきわめてまれである．

・エナメル上皮癌は，エナメル上皮腫から発生する．

・原発性骨内癌は，歯原性角化嚢胞や歯原性遺残上皮に由来する扁平上皮癌である．

Chapter 15
非歯原性腫瘍

Check Point

・非歯原性腫瘍の特徴を理解する.
・上皮性腫瘍の特徴を理解する.
・非上皮性腫瘍の特徴を理解する.
・血液・造血系腫瘍の特徴を理解する.
・腫瘍様病変を理解する.

I. 非歯原性腫瘍の特徴

A 概念

1) 定義

口腔に生じる歯原性腫瘍以外のすべての腫瘍を指す.

非歯原性腫瘍という用語は, 歯原性腫瘍に対する用語のため医科の病理学の教科書にはみられない.

2) 由来と生物学的性状に基づく分類

・上皮性腫瘍は, 主に口腔粘膜と唾液腺実質組織に由来する.
・非上皮性腫瘍は, 口腔領域の結合組織, 筋組織, 神経組織に由来する.
・上皮性腫瘍および非上皮性腫瘍は, 固形腫瘍なので, 造血器に由来する腫瘍は非上皮の由来だが別に分類する.
・頻度は少ないが混合性腫瘍の発生もある. ex 奇形腫, 癌肉腫, 歯牙腫など.
・良性腫瘍は, 多種類の組織型が発生する. また, 刺激による過形成の病変が認められるが, 真の腫瘍と区別できない場合が多い.
・悪性腫瘍は, 口腔扁平上皮癌が最も多い.

腫瘍の例

分類	由来	良性	悪性
上皮性腫瘍	扁平上皮（主に口腔粘膜）	乳頭腫	扁平上皮癌
	腺上皮（主に唾液腺）	腺腫	腺癌
非上皮性腫瘍	線維芽細胞	線維腫	線維肉腫
	血管内皮細胞	血管腫	血管肉腫
	骨組織	骨腫	骨肉腫
	神経組織	神経鞘腫	悪性末梢神経鞘腫
	リンパ管	リンパ管腫	——
	脂肪細胞	脂肪腫	脂肪肉腫
	メラノサイト	色素性母斑	悪性黒色腫
	造血器	——	悪性リンパ腫
	筋組織	平滑筋腫	平滑筋肉腫

Ⅱ．上皮性腫瘍

A 口腔粘膜に由来する良性腫瘍

1）乳頭腫

臨床所見

・白色有茎性の肉眼所見を示す．

・舌，口蓋，頬粘膜，歯肉，口唇が好発部位である．

・HPV（human papilloma virus，ヒトパピローマウイルス）が関与して発生する症例では，再発リスクがある．

・慢性的な刺激による（過形成による）腫瘍様病変が大多数である．

病理所見

・重層扁平上皮の外方性乳頭状の過剰増殖を示す．

・角化層は厚いことが多く，正角化あるいは錯角化を示す．棘細胞層は肥厚する．

・上皮内に結合組織の軸（次図→）を形成する．

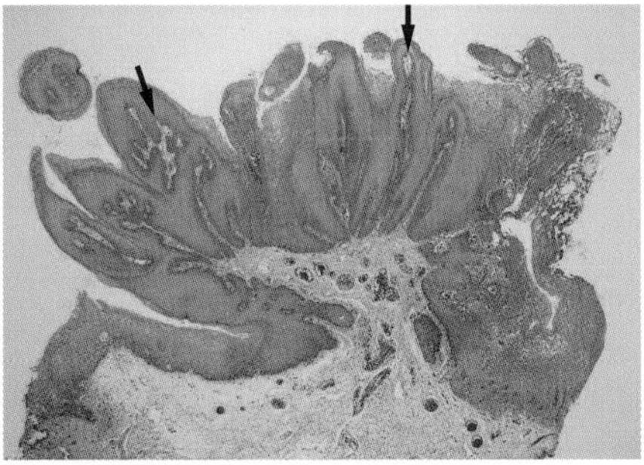

B 口腔粘膜に由来する悪性腫瘍 よくでる

1）口腔扁平上皮癌

臨床所見

・肉眼所見として，潰瘍性病変（癌性潰瘍）（次図），白色病変，びらん性病変，隆起性病変などがある．

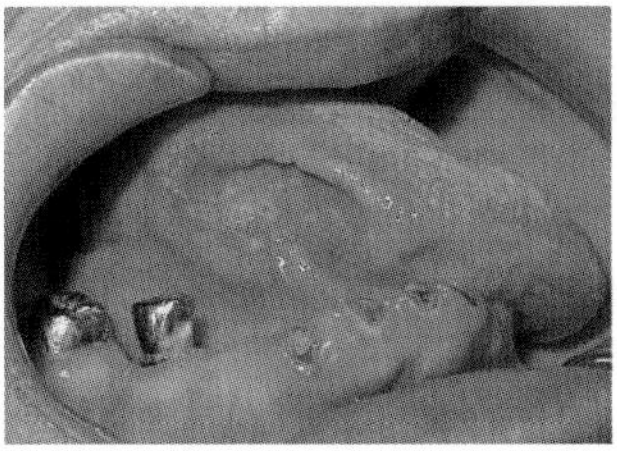

・50 歳以上（男性＞女性）に好発する．
・舌側縁が最も多く，歯肉（下顎＞上顎）にも好発する．
・数週間～数か月単位で大きさに変化をみる短い経過をたどる．
・顎下リンパ節・上深頸リンパ節に高頻度で転移する．また，肺などにも転移するが，リンパ節転移よりかなり後のことが多い．

> ・リンパ節への転移数が最も予後に意義がある．
> ・5 年生存率は転移リンパ節数 0 個：70%，1 個：50%，2 個：40%，3 個：30%，4 個以上：15%である．

病理所見

・癌真珠（角化）の形成をみる異型上皮の癌胞巣を形成し，浸潤性発育を示す．
・分化度により3つに分類されるが，高分化型が最も多い．

高分化型	癌真珠（次図→）の形成を示す角化が強い．
低分化型	角化がほとんどなく異型性が強い．
中分化型	その中間．

扁平上皮癌の亜型		
a．疣贅性癌	c．乳頭状扁平上皮癌	e．腺様扁平上皮癌
b．紡錘細胞癌	d．腺扁平上皮癌	f．未分化癌

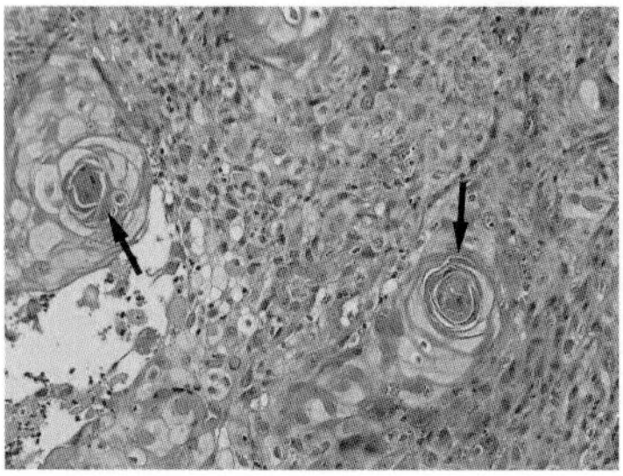

高分化型扁平上皮癌

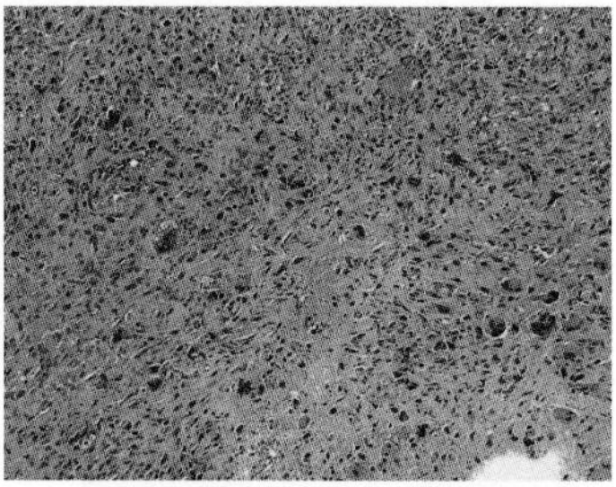

低分化型扁平上皮癌

CHECK!

高分化型扁平上皮癌の組織像は，癌真珠がポイント！

2）疣贅《ゆうぜい》性癌

臨床所見

・肉眼的に外方性発育を示す．また，腫瘍表層はヒダ状の凸凹を有する．
・粘膜が腫瘤状に盛り上がり，表面は白色を示すことが多い．

病理所見

・著しい棘細胞層の肥厚と高度に角化した上皮表層が乳頭状を呈している．

・組織学的には異型性が弱く，上皮の下方増殖が認められ，基底膜内に癌細胞がとどまる．分化度が高い．

> 下方浸潤はみられるが，転移がないので，扁平上皮癌より予後がよい．

3）紡錘細胞癌

臨床所見

・有茎性を呈することがある．

・悪性度に関しては諸説ある．

病理所見

・異型紡錘形細胞が大部分を占める肉腫様を呈する．

・上皮性の性格をもつ．

> **CHECK!**
>
> 免疫組織化学染色で，紡錘形の細胞も上皮の腫瘍マーカーである keratin 陽性を示す．

・電子顕微鏡でデスモゾームを認める．

C 唾液腺に生じる腫瘍

唾液腺の項（→ p.127 参照）で解説する．

Ⅲ．非上皮性腫瘍

A 結合組織に由来する良性腫瘍

1）線維腫

臨床所見

・表面は滑沢で有茎性や広基性の肉眼所見を示す．

・真の腫瘍は少なく，義歯や咬傷などの刺激による線維過形成性病変のほうが多い．

病理所見

・異型性の弱い線維芽様細胞の増殖と種々の程度に発達したコラーゲン線維を伴う線維性組織を示す（次図）.

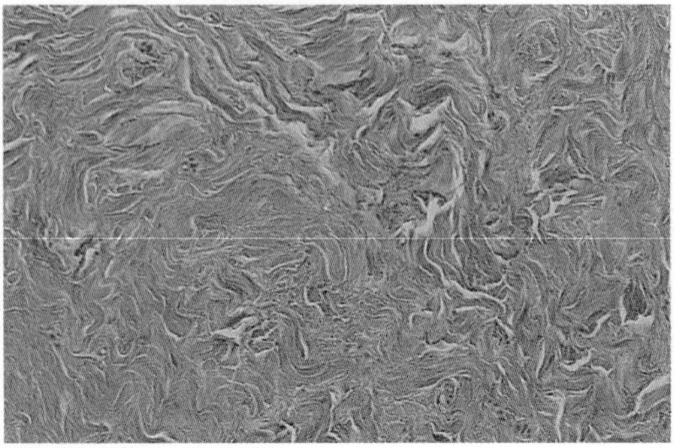

線維腫
太いコラーゲン線維を豊富に認める.

2）血管腫

臨床所見

・鮮紅色，青紫色の膨隆の肉眼所見を示し，柔軟で圧迫すると白くなる.
・舌，口唇（次図→）などに好発する.
・小児や若年者に発生することが多く，過誤腫であることが多い（先天性）. 成人にも発生する.
・スタージ-ウェーバー Sturge-Weber 症候群の部分症として口腔に発生する.

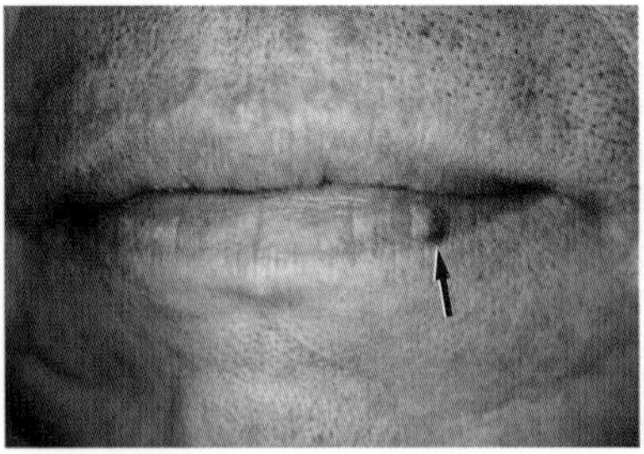

病理所見

①毛細血管腫：小型の血管の増殖を示す.

②海綿状血管腫：大型の血管腔の増殖を示す（次図）.

海綿状血管腫は，血栓や静脈石の形成をみることがある.

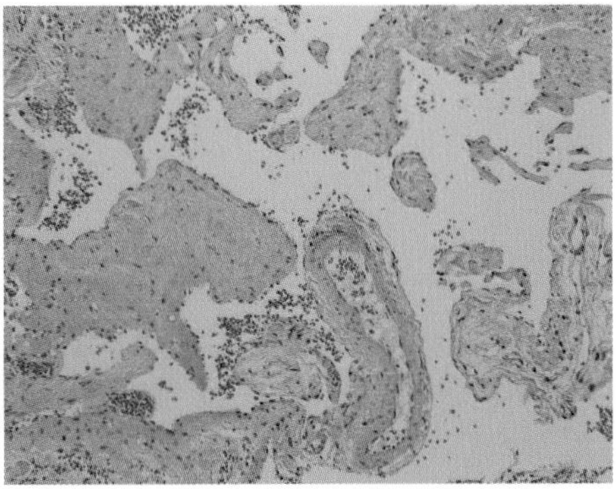

海綿状血管腫

3）リンパ管腫

臨床所見

・表面は凹凸があり白色の肉眼所見を示す（次図）.

・舌，頬粘膜などに好発する.

・小児や若年者に発生することが多く，過誤腫であることが多い（先天性）．舌に生じた場合は，大舌症を呈する.

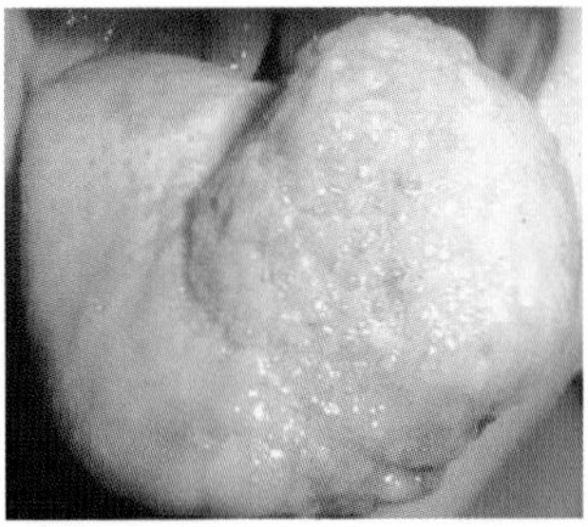

病理所見

・被覆上皮直下のリンパ管の増殖（次図＊）が認められ，被覆上皮を膨隆させる．

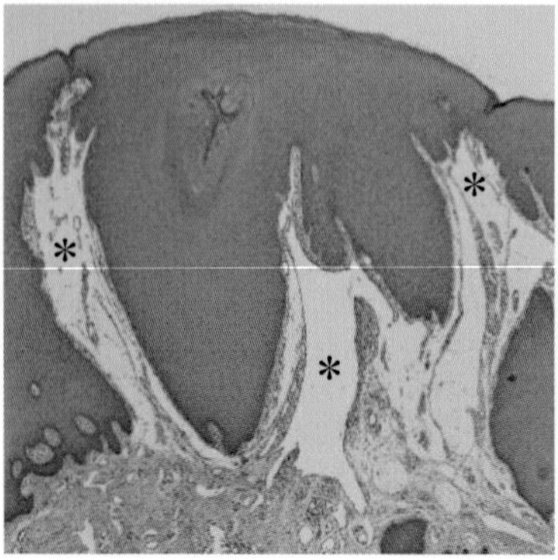

リンパ管腫

4）脂肪腫

臨床所見

・表面平滑な黄白色の肉眼所見を示す．

・頬粘膜に好発する．

病理所見

・脂肪細胞の増殖を示す．

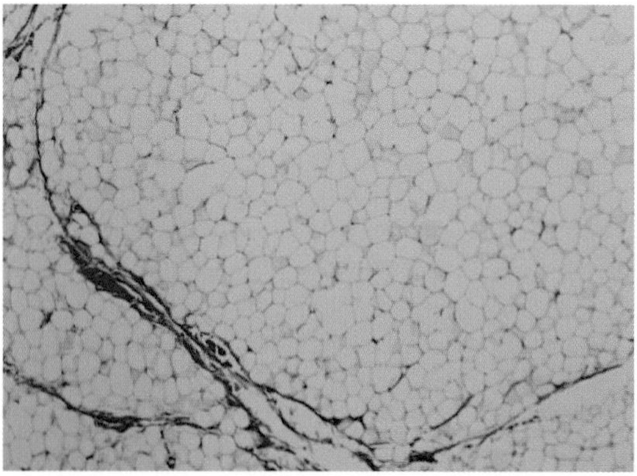

Sudan Ⅲ染色
Oil red O 染色

5）色素性母斑

臨床所見

・比較的境界明瞭で，黒色の色調が均一で薄くやや隆起性（次図→）を示す．

・口蓋，歯肉に好発する．

・1 cm 以上になることはなく，自覚症状もない．

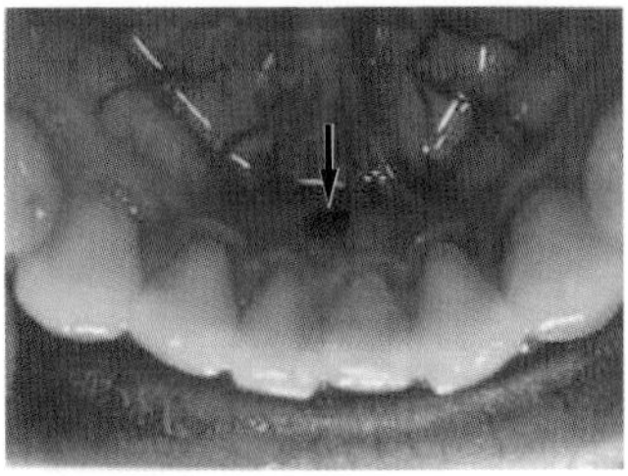

病理所見

・母斑細胞は，異型性のほとんどない類円形の細胞で胞巣状の集団を形成する．

・メラノサイトの過誤腫的増殖からなる病変のため，メラニン色素（茶褐色）（次図→）をもつものが多い．

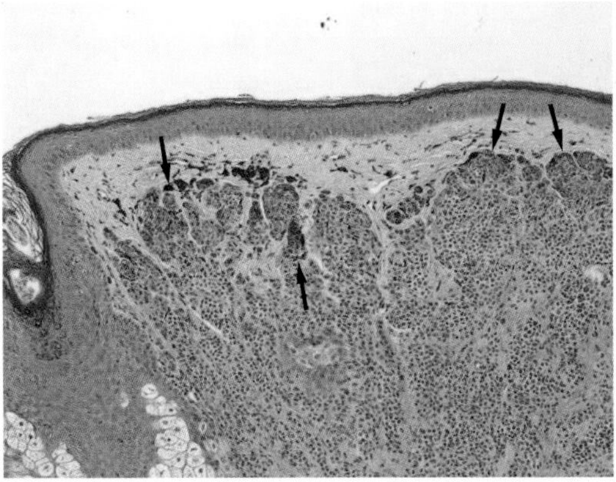

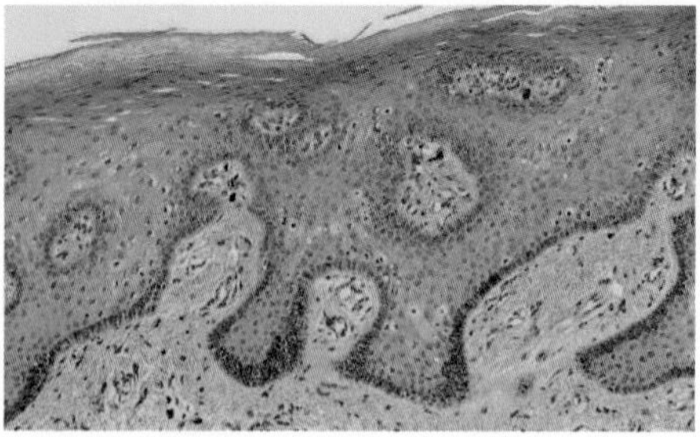

メラニン沈着症

扁平上皮基底層におけるメラニン色素の蓄積により生じるメラニン沈着症は，非腫瘍性の疾患である．

6）疣贅状黄色腫

臨床所見

・表面は顆粒状あるいは乳頭状の肉眼所見を示す．

病理所見

・長い上皮突起（次図→）を形成する．

・上皮突起間に黄色腫細胞（次図＊）が充満している．

・黄色腫細胞は，マクロファージ由来で泡沫状を呈する．

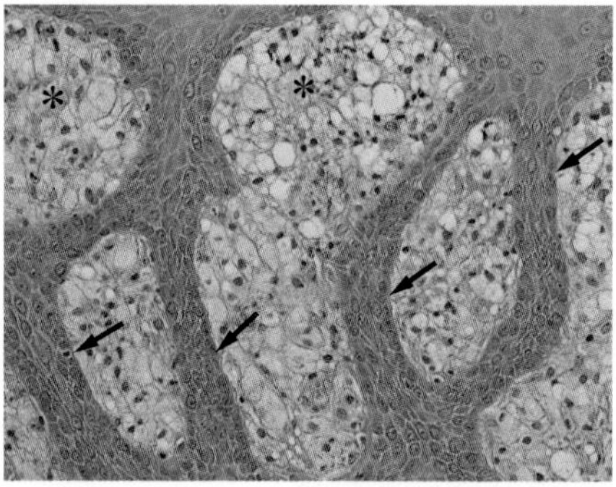

7）骨腫

臨床所見

・骨中心性（内骨症）と周辺性（外骨症）がある．外骨症に真の腫瘍は少ない．

・一般に無症状で経過する．

・ガードナー Gardner 症候群では多発性骨腫が発生する.

病理所見

・緻密骨腫：層板をもつ成熟した緻密骨の増殖を示す（次図）.

・海綿骨腫：不規則な骨梁を形成し，骨髄を含むことがある.

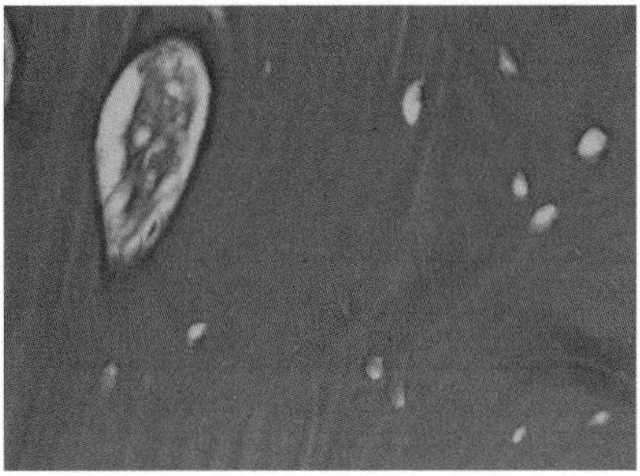

緻密骨腫

外骨症は骨の反応性の過形成による病変である．下顎舌側前歯部や口蓋正中部に左右対称性に生じる．緻密骨腫の組織像を呈する.

8）骨形成線維腫

臨床所見

・エックス線所見では**境界明瞭**な病変を示す.

病理所見

・セメント粒に類似した類円形の硬組織（次図→）とその周囲には異型性の弱い紡錘形細胞の密な増殖を示す.

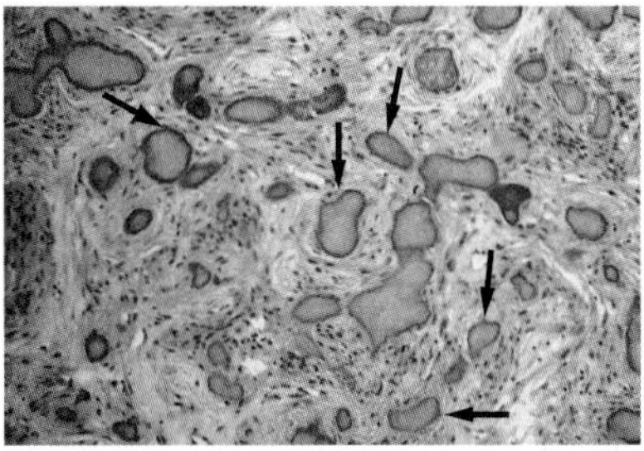

CHECK!

線維性異形成症との区別が組織学的に難しいことがあるが，エックス線所見が鑑別の一助になる．線維性異形成症は境界不明瞭である.

B 神経系に由来する良性腫瘍

1）神経鞘腫

臨床所見

・青年期の舌に好発する.

病理所見

・末梢神経のシュワン Schwann 細胞に由来する細胞の増殖を示す.

・2 型（Antoni A，Antoni B）に分類される.

CHECK!

Antoni A：紡錘形の核が 1 列に並ぶ観兵式状配列（次図）を示す.
Antoni B：細胞の配列が不規則で，粘液変性を認める.

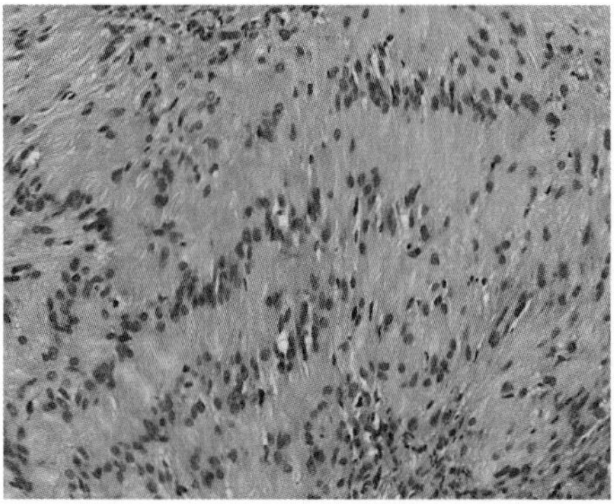

Antoni A

2）神経線維腫

臨床所見

・口腔では舌に好発する.

・フォンレックリングハウゼン von Recklinghausen 病で多発性神経線維腫（皮膚に多数の隆起性病変）を認める.

病理所見

・紡錘形あるいは波状核（次図破線）を有する腫瘍細胞を認め，腫瘍細胞は疎である．

・細胞に特徴が少ないことから，S100 の免疫組織化学染色により診断を確定することが多い．

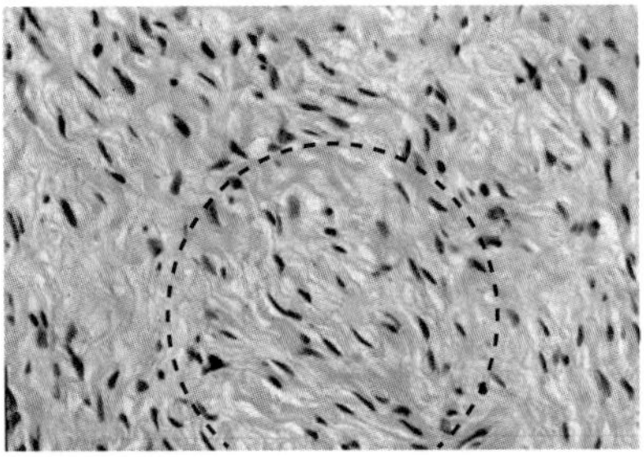

C 筋組織に由来する良性腫瘍

平滑筋腫や横紋筋腫を認めるが，きわめてまれである．

D 非上皮性悪性腫瘍

1）骨肉腫

臨床所見

・40 歳以降に好発し，他の部位の骨肉腫より年齢が高い．

・上顎より下顎に多い．

病理所見

・強い異型性を示す骨芽細胞様細胞のびまん性の増殖を示す．

・不規則な形状を示す異型骨を認める．類骨形成（次図⇨）と石灰化部はヘマトキシリンで濃染（次図→）する．

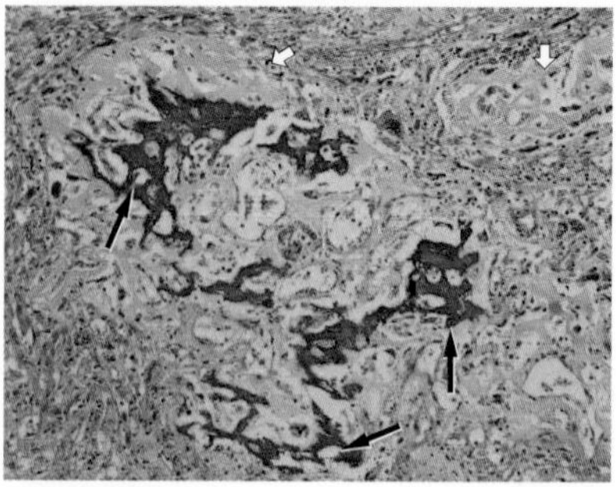

骨肉腫

2）悪性黒色腫

臨床所見

・黒色の病変で，潰瘍形成や出血を伴う肉眼所見を示す．

・口蓋と上顎歯肉に好発する．

・口腔の悪性黒色腫は血行性に転移しやすく，予後不良の病変である．

病理所見

・異型性の強い多角形の細胞がびまん性に浸潤増殖する．

・異型細胞には，メラニン色素をもち黒褐色であるが，まれに色素を産生しないタイプがある．

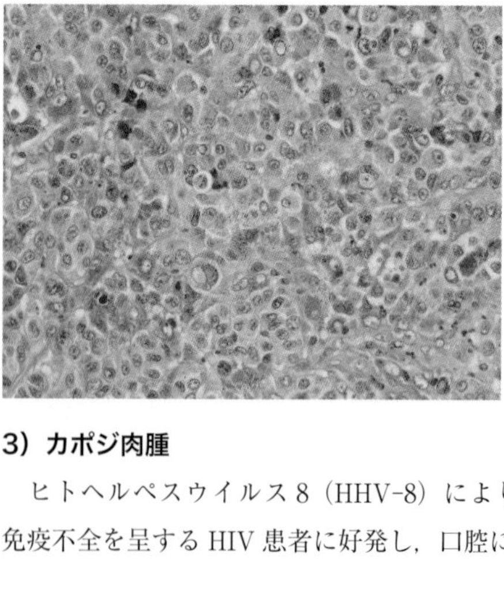

3）カポジ肉腫

ヒトヘルペスウイルス8（HHV-8）により発症する血管系の肉腫で，免疫不全を呈するHIV患者に好発し，口腔にも病変を形成する．

Ⅳ．血液・造血系の悪性腫瘍

A 骨髄系幹細胞に由来する悪性腫瘍

1）白血病

概要

①急性骨髄性白血病：白血病細胞において骨髄への分化を認めるが，幼若な細胞が主として出現する．造血細胞が腫瘍化し，正常造血細胞が減少するため，出血，易感染性，貧血などの症状が出る．

②慢性骨髄性白血病：さまざまな成熟段階の白血病細胞が出現する．フィラデルフィア染色体の転座により発生する．

B リンパ系幹細胞に由来する悪性腫瘍

1）悪性リンパ腫の種類

(1) 非ホジキンリンパ腫

① B 細胞系

・バーキットリンパ腫：小児の顎骨内に多い．

・びまん性大細胞型 B 細胞性リンパ腫（次図）：口腔で最も多い．

・濾胞性 B 細胞性リンパ腫

② T/NK 細胞系

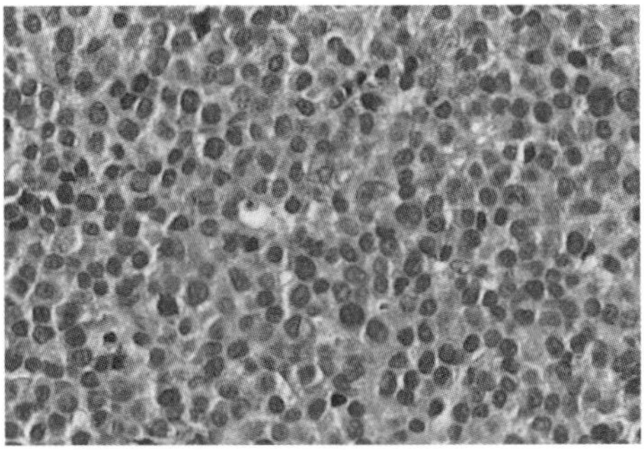

びまん性大細胞型 B 細胞性リンパ腫

(2) ホジキンリンパ腫

・非ホジキンリンパ腫より少ない．リード-ステルンベルグ Reed-Sternberg 細胞（次図）が出現する．

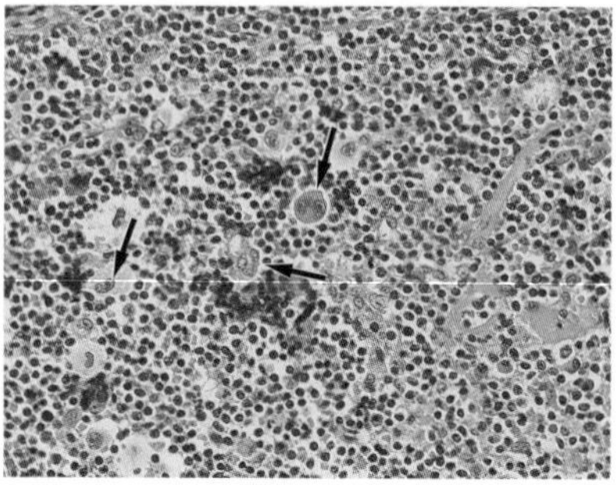

2 核の巨細胞を呈する（→）．

2）多発性骨髄腫

臨床所見

・40 歳以上の男性に多く，下顎骨内に発生しやすい．

・形質細胞腫から多発性骨髄腫に進展する．

・M タンパク質（単クローン性免疫グロブリン）の出現や尿中にベンスジョーンズ Bence Jones タンパク質が出現する．

病理所見

・異型形質細胞のびまん性増殖を示す．

・アミロイドーシスを認めることがある．

V．腫瘍様病変

A 概念

病態が腫瘍に類似するが，自律増殖などの腫瘍の要件を満たさない病変で，代謝性疾患や刺激性疾患などが含まれる．

B 種類

1）線維性異形成症 よくでる

臨床所見

・顎骨の膨瘤を認め，上顎に好発する．

・単骨性（顎骨例で多い）あるいは多骨性［マッキューン-オルブライト McCune-Albright）症候群合併例］に発生する．

・McCune-Albright 症候群は女性に多い．

・非腫瘍性の代謝性疾患なため，病変の進展は 30 歳代で停止する．

・エックス線所見では**境界不明瞭**のすりガラス様陰影を認める．

病理所見

・骨髄が線維-骨病変で置換する．

・疎な線維性結合組織の増生が認められる．

・アルファベット状の骨梁形成を認め，層板を形成しない未熟な骨である．

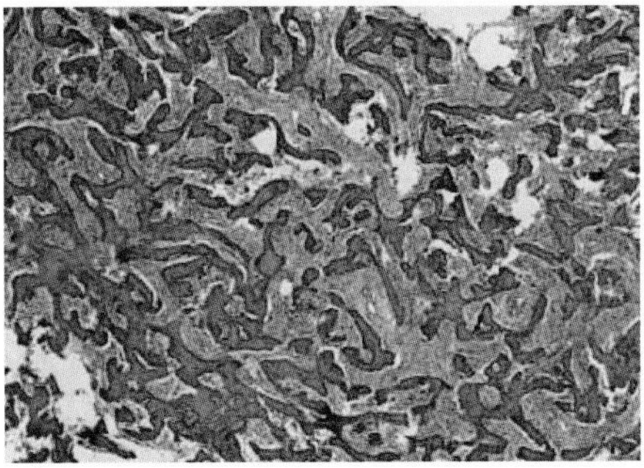

2）義歯性線維腫

臨床所見

・不適切な義歯の刺激による有茎性の腫瘤を形成する．

・無歯顎の前歯部歯槽堤に多い．

病理所見

・コラーゲン線維の顕著な増生を示す過形成が認められる．

3）エプーリス

特徴

・歯肉結合組織，歯根膜，歯槽骨膜より発生し，**歯肉**に生じた良性の限局性腫瘤を示す．

・以前は腫瘍性性格を含むものが存在するとされていたが，近年では炎症などによる反応性増殖を示すものに限定されつつある．

臨床所見

・上顎前歯部歯間乳頭に好発する．

・30〜40 歳代の女性にやや多い．

・肉眼的な特徴として有茎性に発育することが多く（次図），その発育速度は緩慢である．

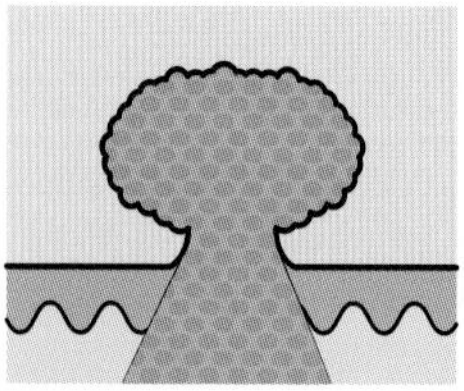

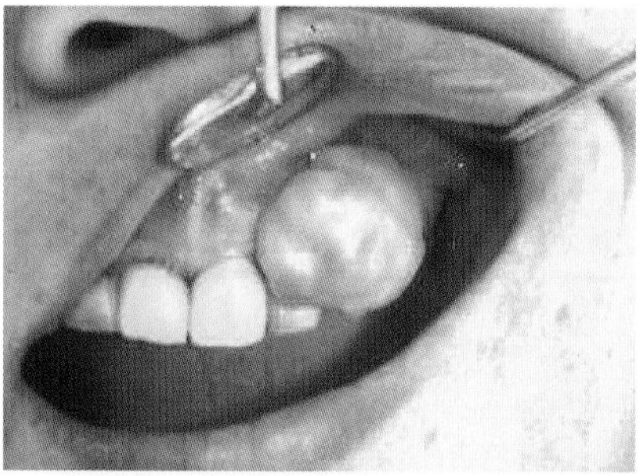

病理所見

（1）肉芽腫性エプーリス

・肉眼的に赤みがあり，軟らかい．表面は潰瘍となっていることが多く，感染による炎症性細胞浸潤が著しい．

・毛細血管に富む幼若な肉芽組織の増生を主体とする．

・妊娠と関連して発生することがある（0.1 〜 5%）．この場合，妊娠 3 〜 6 か月頃に最も多く発生し，分娩後消失を始める．

（2）線維性エプーリス

・線維間にリンパ球，形質細胞からなる炎症性細胞浸潤がみられる．しかし，その量は肉芽腫性エプーリスよりも圧倒的に少なく，肉芽腫性エプーリスが古くなり線維化したものが多い.

(3) 骨形成性エプーリス

・紡錘形細胞の密な増殖と骨の形成がみられる.

(4) 巨細胞性エプーリス

・多数の巨細胞の出現をみるもので，出血やヘモジデリンの沈着もみられる.

(5) 先天性エプーリス

・新生児の前歯部歯肉に発生することが多い.

・顆粒状の細胞質をもつ大型の細胞からなる.

Chapter 16
唾液腺の病変

Check Point

・唾液腺の非腫瘍性病変を理解する.
・唾液腺腫瘍を理解する.

Ⅰ. 唾液腺の非腫瘍性病変

A 分類

退行性病変	萎縮	加齢的変化，放射線障害
	変性	唾石症
進行性病変	化生	壊死性唾液腺化生
炎症	非特異性炎	慢性硬化性唾液腺炎（キュットナー Küttner 腫瘍） ウイルス性唾液腺炎（流行性耳下腺炎，巨細胞封入体症）
	特異性炎	結核，梅毒，放線菌症
	自己免疫疾患	シェーグレン Sjögren 症候群
奇形	異所性唾液腺	
嚢胞	粘液嚢胞，ガマ腫，リンパ上皮性嚢胞	

B 非腫瘍性病変の種類

1）唾石症

臨床所見

・顎下腺に好発する（90%）.
・腺体内唾石（卵円形，次図→）と腺管内唾石（細長い，次図⇨）がある.
・食事時に疼痛（唾仙痛）を生じる.

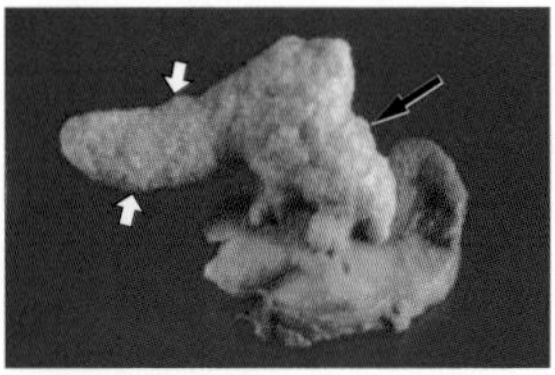

唾液腺組織を除去している.

病理所見

・同心円状の層状構造を示す．分泌管内での結石形成（結晶体変性）により生じる．

・慢性唾液腺炎により実質は萎縮変性する．

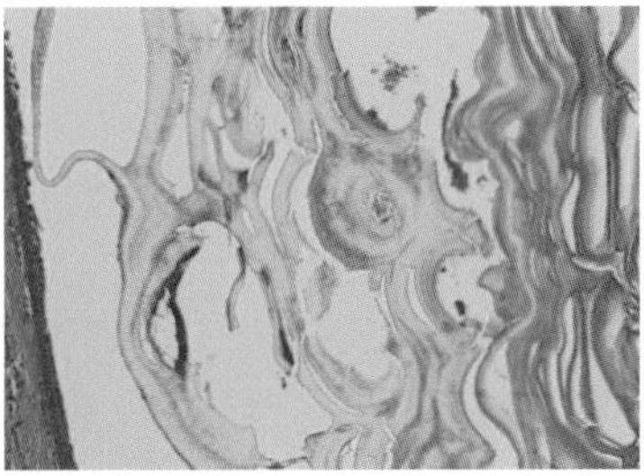

2）壊死性唾液腺化生

臨床所見

・外傷などによる唾液腺の虚血性変化後に生じる．

・硬口蓋に好発し，男性に多い．

・特発性（原因不明）と続発性（手術後などの唾液腺の損傷）に生じる．

病理所見

・小唾液腺の壊死と導管上皮の扁平上皮化生による塊状の扁平上皮（次図→）を認める．

・慢性炎症細胞浸潤が認められる．

CHECK!

扁平上皮癌や粘表皮癌との鑑別が必要である．

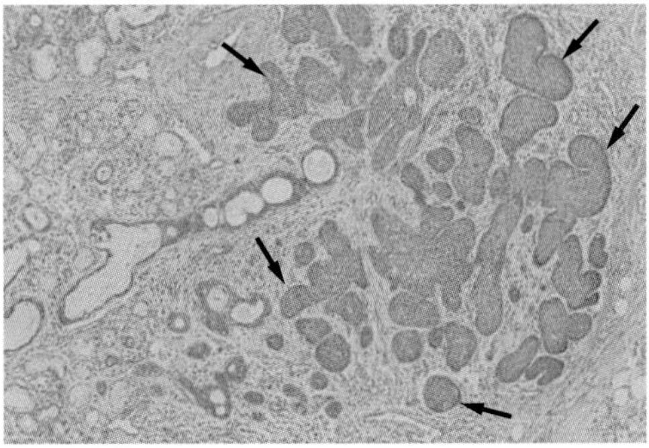

3）慢性硬化性唾液腺炎（Küttner 腫瘍）

臨床所見

・顎下腺に片側性に好発し，男性に多い．

・顎下腺の無痛性腫脹が認められる．

病理所見

・腺房の消失や導管の拡張（次図→）が認められる．

・リンパ球，形質細胞の慢性炎症細胞浸潤が生じる．

・小葉間の結合組織の著明な線維化を認める（硬化性の原因）．

CHECK!

血清 IgG4 が高値を示すことがある．形質細胞には IgG4 が免疫組織化学染色で陽性になる．

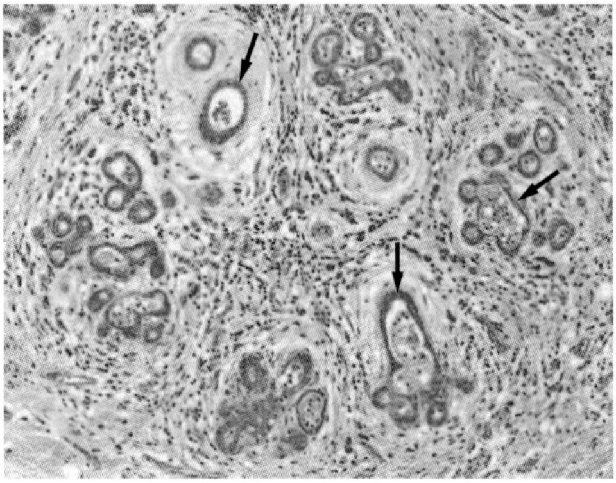

4）Sjögren 症候群

臨床所見

・乾性角膜炎，口腔乾燥症，耳下腺の腫脹を伴い，全身の外分泌腺への系統的な慢性炎症による破壊を示す自己免疫疾患．

・中年期の女性に好発（女性 14 >男性 1）する．

・原発性と，関節リウマチ，膠原病などの自己免疫疾患を合併する続発性がある．

・自己抗体（SS-A，SS-B）が陽性となる．

病理所見

・炎症の進展により病変の所見は変化する．

初期	Tリンパ球を主体とした慢性炎症細胞が導管周囲に集簇する．腺房細胞の破壊が進展する．
中期	導管の拡張，線維化が進行し，萎縮変性が進む（左図）．
後期	腺組織がリンパ組織で置換する．筋上皮島という上皮塊（右図→）を形成する．

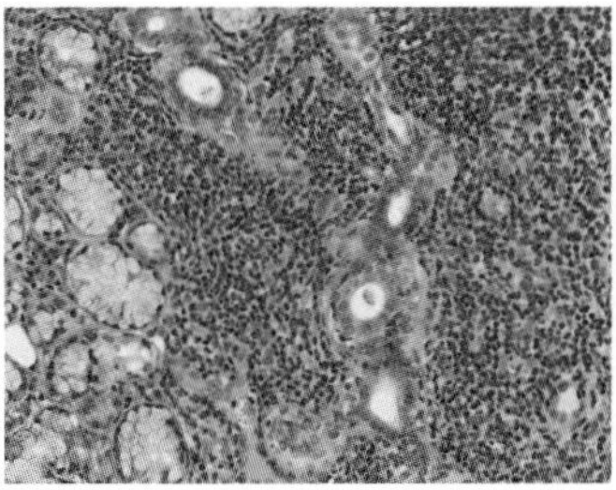

中期の病理組織像

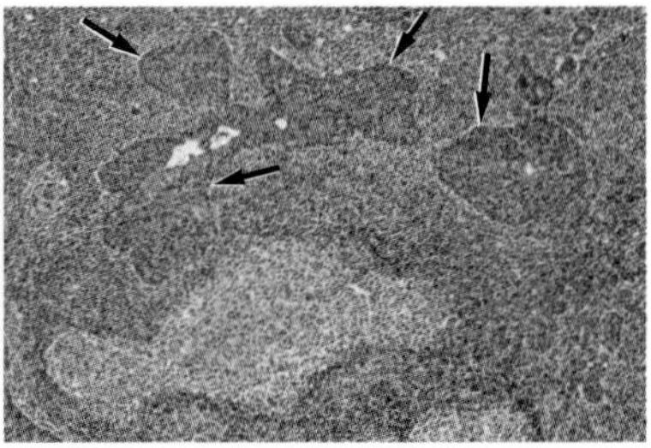

後期の病理組織像

CHECK!

口唇生検を行い，導管周囲に 50 個以上のリンパ球浸潤が 1 フォーカス以上あれば陽性所見となる．

ミクリッツ Mikulicz 病および Mikulicz 症候群は，Sjögren 症候群に類似の病態や病理組織像を呈するが，自己抗体の出現はなく，IgG4 関連疾患として位置づけられている．

5）粘液嚢胞

よくでる

臨床所見

・半球状を呈し，波動と透明感のある肉眼所見を示す．

・下口唇に好発する．

・小唾液腺の導管損傷を原因とする溢出型と，導管閉塞を原因とする停滞型がある．溢出型が圧倒的に多い．

・前舌腺に由来するものをブランディン-ヌーン Blandin-Nuhn 嚢胞という．

病理所見

・溢出型：嚢胞壁は，肉芽組織と線維性組織の 2 層構造を示す．粘液を含み，泡沫細胞が目立つ（次図）．

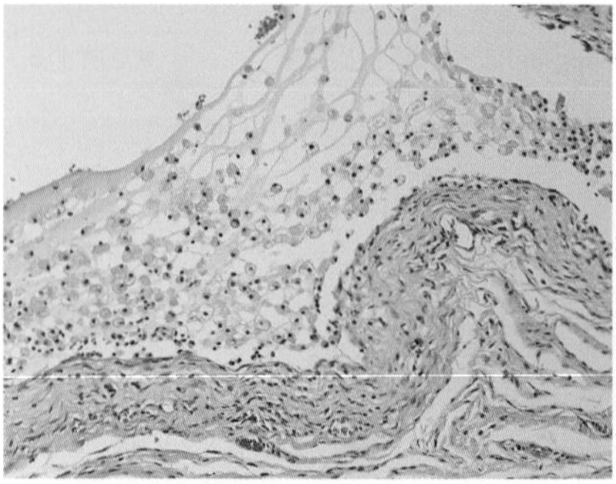

粘液嚢胞：溢出型

・停滞型：嚢胞壁は，導管に由来する上皮組織（円柱，立方，扁平上皮）で裏層される（次図→）．

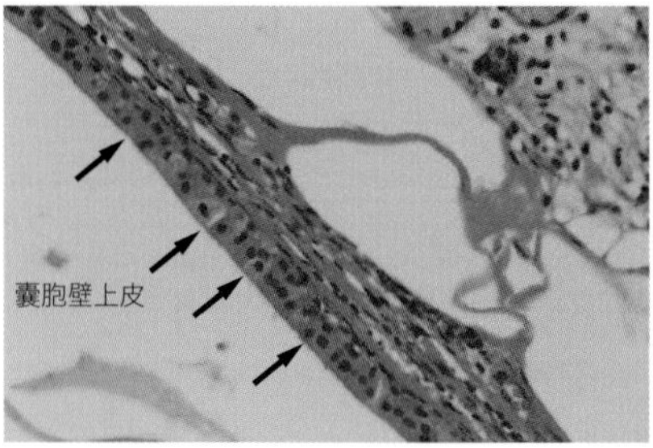

粘液嚢胞：停滞型

6）ガマ腫

臨床所見

・大唾液腺に生じ，特に顎下腺や舌下腺に好発する．

・口底を挙上する．

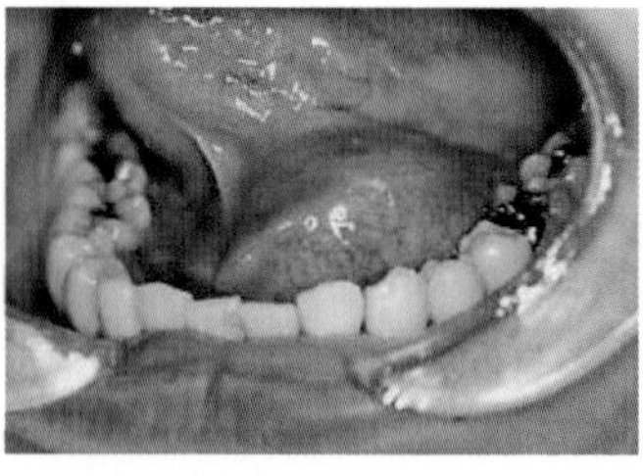

病理所見

・粘液嚢胞の病理所見と同様である．

ガマ腫は粘液嚢胞が大唾液腺に生じたものである．

Ⅱ．唾液腺腫瘍

A 概念

1）概括的特徴

・悪性腫瘍の中に，低悪性度の腫瘍型がある．

・部位別発生頻度は，耳下腺（約 60 ～ 70％）＞小唾液腺（20％：口蓋腺）＞頬腺＞口唇腺＞顎下腺（10％）＞舌下腺（非常にまれ）となる．

・良性と悪性と部位別頻度は，良性：耳下腺＞顎下腺＞舌下腺，悪性：舌下腺＞顎下腺＞耳下腺となる．

・基本的に女性に多い（ワルチン Warthin 腫瘍と唾液腺導管癌は男性に多い）．

・悪性でも経過が長い（年の単位）組織型がある．

・全唾液腺腫瘍のうち，良性は多形腺腫が多く，悪性は粘表皮癌が多い．非上皮性腫瘍は血管腫が発生することがある．

2）唾液腺腫瘍の構成細胞と基本構築

・性状の異なる 2 つの腫瘍性腺上皮細胞と腫瘍性筋上皮細胞に分化する．

CHECK!

腫瘍性腺上皮細胞：腺房細胞と導管上皮細胞の性状をもつ．
腫瘍性筋上皮細胞：筋上皮細胞の性状をもつ．腫瘍性腺上皮細胞の外周を取り囲む．

3）唾液腺腫瘍の細胞構成と種類　よくでる

・腫瘍性腺上皮細胞系腫瘍：腺房細胞癌，粘表皮癌，腺癌，Warthin 腫瘍，唾液腺導管癌

・腫瘍性筋上皮細胞系腫瘍：筋上皮腫，筋上皮癌

・2 相性系腫瘍（腫瘍性腺上皮細胞と腫瘍性筋上皮細胞が混在）：多形腺腫，腺様嚢胞癌，上皮筋上皮癌，多形腺腫由来癌

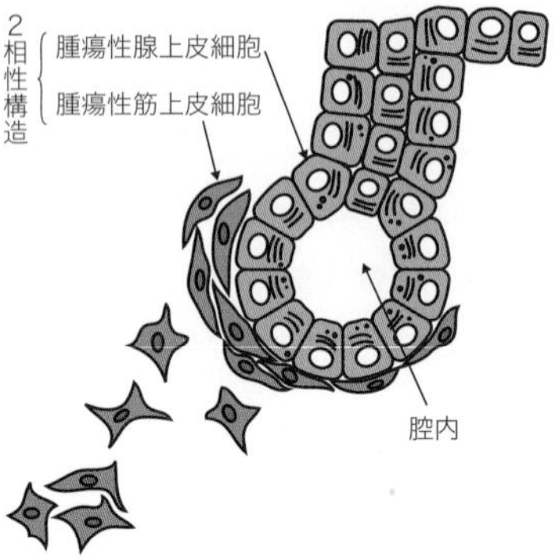

B 良性唾液腺腫瘍の種類 よくでる

1）多形腺腫

臨床所見

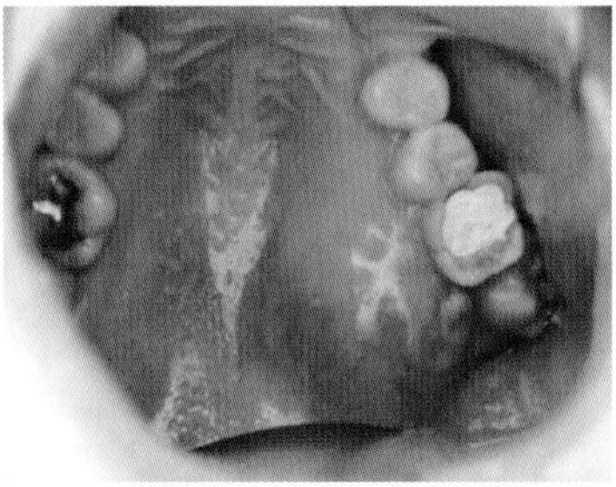

・耳下腺や口蓋腺（左右に偏位しており，軟口蓋に近い部位に発生する）に好発する.

・経過は長く，年単位で膨張性に発育する.

・長い年月の経過後（10 年以上），良性成分の一部が癌化する（多形腺腫由来癌）.

・耳下腺例では再発することが多い.

・唾液腺に最も発現頻度の高い良性腫瘍.

病理所見

・介在部導管に由来し，腫瘍性腺上皮と腫瘍性筋上皮による 2 種類の細胞から構成される.

CHECK!

・真の腺管構造（左図→）を形成し，管腔の内側に腫瘍性腺上皮細胞，外側に腫瘍性筋上皮細胞が配列する．
・粘液腫様構造（右図＊）や軟骨（腫）様構造（右図★）を形成し，多彩な組織像を呈する．
・腫瘍性筋上皮細胞は，扁平上皮化生（右図→）する．

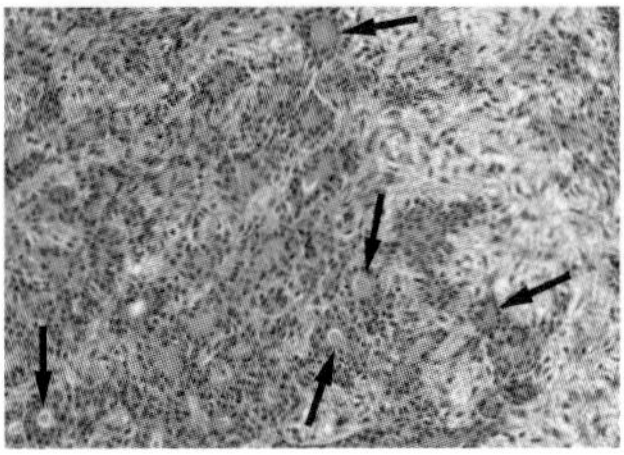

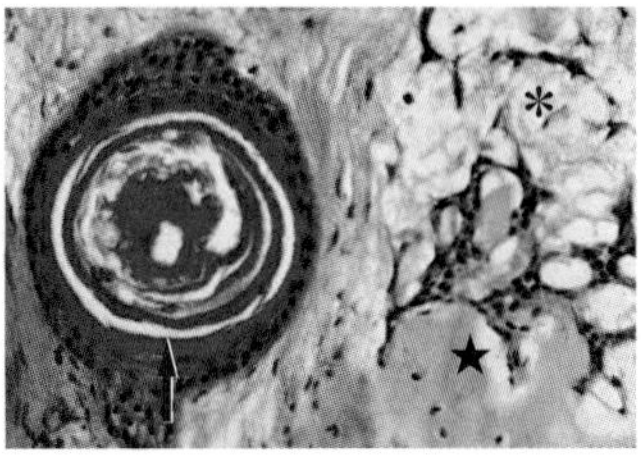

2）筋上皮腫

臨床所見

・耳下腺に最も多く，口蓋腺にも好発する．
・性差はない．

病理所見

・腫瘍性筋上皮のみからなる腫瘍．
・筋上皮が多彩な形態を示す特徴がある．

多形腺腫との違いは，筋上皮腫は腺管構造がほとんどないことである．

3）Warthin 腫瘍

臨床所見

・50 歳以降の男性に好発する．部位は圧倒的に耳下腺で片側性であるが，時として両側性に生じることもある．
・再発はまれで，予後良好な腫瘍．

病理所見

・腫瘍実質は，嚢胞腔側の円柱上皮と間質側の立方上皮による 2 層構造を示す（右図→）．好酸性の細胞質にはミトコンドリアが豊富に存在する．

・腫瘍間質は，リンパ濾胞（右図＊）を伴うリンパ性組織で，Bリンパ球（右図★）を主体とする．

・耳下腺リンパ節内に迷入した導管上皮の腫瘍性増殖をきたした過誤腫といわれている．

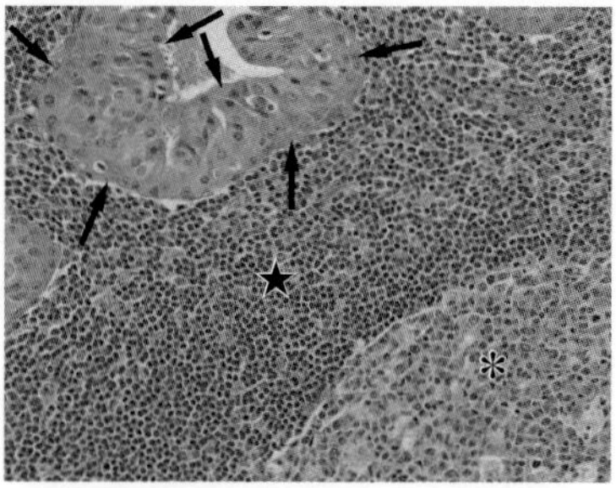

Warthin 腫瘍

C 悪性唾液腺腫瘍の種類

1）腺様嚢胞癌

臨床所見

・顎下腺，口蓋腺に好発する．

・緩慢な発育を示すことから5年生存率はよいが，10年生存率は非常に悪い．

・予後は組織型に依存し，充実型が最も悪く，次いで篩状型，管状型となる．

・神経への腫瘍浸潤による疼痛がみられることが多い（神経親和性）．

・血行性に肺への転移が多いが，通常は数年経過例で認める．

病理所見

・腫瘍実質の構造状の違いから3つの組織型に亜分類される．

充実性胞巣	充実型	真の腺管が少ない．
篩状構造	篩状型	主に偽腺管で，真の腺管もある．
管状構造	管状型	主に真の腺管で，偽腺管は少ない．

真の腺管と偽嚢胞（二相性の腫瘍）

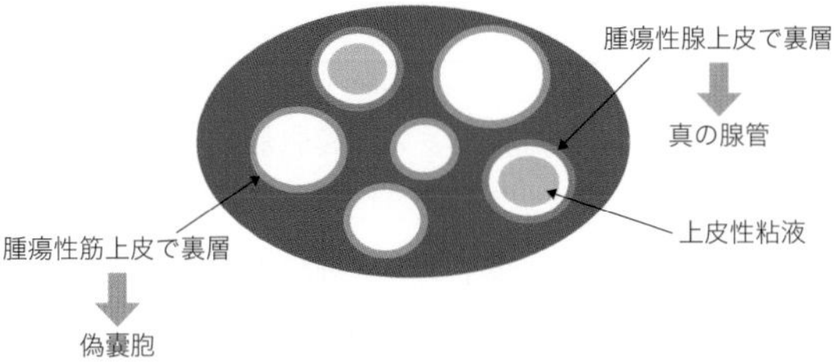

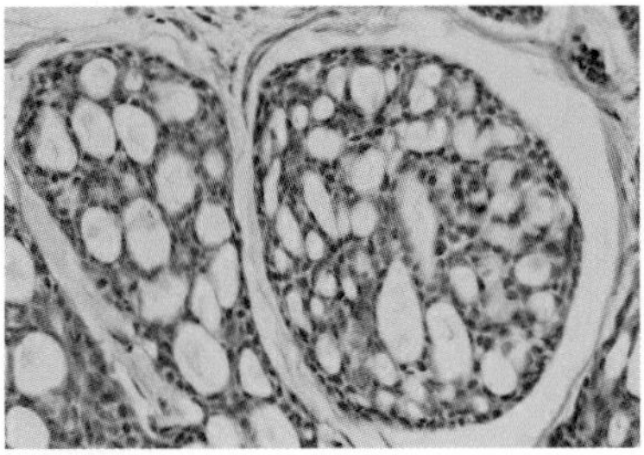

篩状型

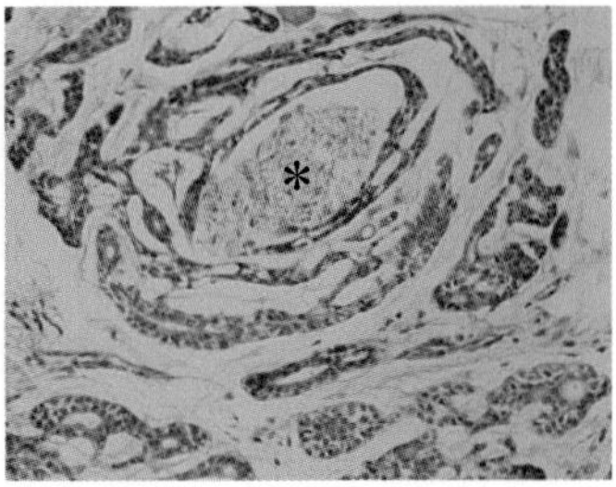

神経浸潤
＊は神経線維.

CHECK!

試験では，篩状型の組織像が高頻度で出題される．また，神経浸潤の所見を覚えよう！

2）粘表皮癌

臨床所見

・耳下腺に好発する．まれに顎骨中心性にも認められる．

・中年期だけでなく，若い世代（10～20歳代）にも発生のピークがある．

・構成細胞の種類により低悪性（予後良好）と高悪性（予後不良）に分かれる．

病理所見

・粘液産生細胞（次図→），中間細胞，扁平上皮様細胞から構成される．

・低悪性（高分化）では，粘液産生細胞が多い．嚢胞形成（次図＊）することが多い．

・高悪性（低分化）では，中間細胞と扁平上皮様細胞が多い（角化はしない）．異型性が強い．

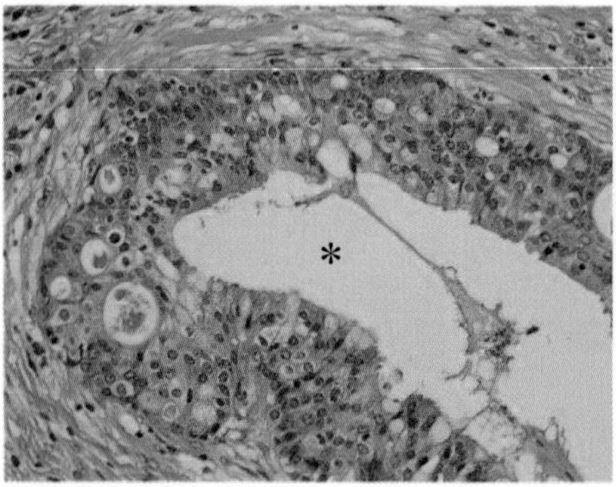

高分化型粘表皮癌

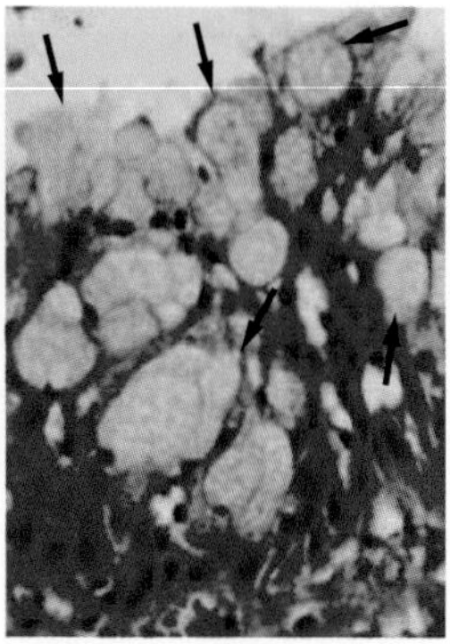

粘液産生細胞の拡大図

CHECK!

粘液産生細胞を見分けられるようにしよう！

3）腺房細胞癌

臨床所見

・耳下腺に好発する．

・低悪性度である．

・中年期だけでなく，若い世代にも発生のピークがある．

病理所見

・漿液性腺房類似の腫瘍細胞の増殖からなる.

CHECK!

アミラーゼが分泌されていることがあるため，鑑別に Amylase S の免疫組織化学染色が行われる.

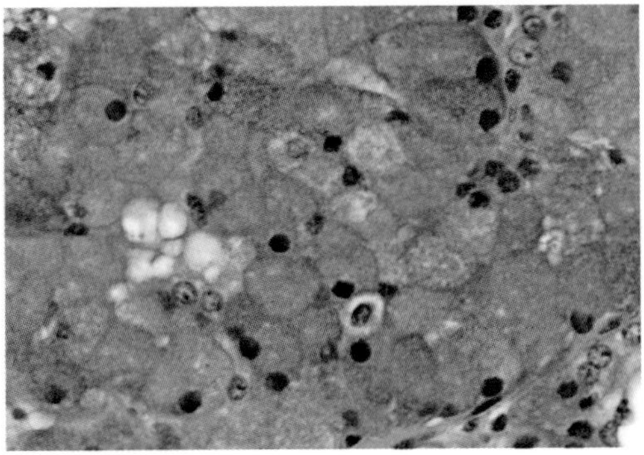

4）唾液腺導管癌

臨床所見

・耳下腺に好発し，中年男性に多い.

・最も悪性度の高い唾液腺腫瘍.

病理所見

・好酸性の細胞質をもつ異型性の強い細胞の浸潤性発育を示し，神経浸潤することもある.

・中心壊死が強い.

5）上皮筋上皮癌

特徴

・腫瘍性腺上皮と腫瘍性筋上皮からなる.

Chapter 17
嚢胞

Check Point

・嚢胞の概念を理解する.
・歯原性嚢胞を理解する.
・非歯原性嚢胞を理解する.

Ⅰ. 嚢胞の特徴

A 概念

1) 定義

嚢胞とは，生体内に形成された病的空洞の総称で，嚢胞壁と嚢胞腔から構成される．顎骨は，他の骨と比較して嚢胞性疾患が多い.

2) 分類

・真性嚢胞（嚢胞壁上皮がある）と偽嚢胞（嚢胞壁上皮がない）
・発育性嚢胞（炎症以外の原因で生じる）と炎症性嚢胞（炎症が原因の嚢胞）
・顎骨内嚢胞と軟組織嚢胞
・歯原性嚢胞（歯胚に由来する嚢胞）と非歯原性嚢胞

B 病理所見

・裏層上皮があるタイプの発育性嚢胞の嚢胞壁は，裏層上皮と裏層上皮下に線維性結合組織を認める 2 層構造を示す.
・炎症性嚢胞では，裏層上皮と線維性組織の間に炎症性肉芽組織を認める 3 層構造を示す.

Ⅱ．歯原性嚢胞

A 概念

・歯胚の遺残組織に由来する発育性あるいは炎症性嚢胞.

・一般的に下顎大臼歯部から下顎角部に好発する.

・一般的に10～30歳代の若い人に多い.

B 顎骨内に発生する歯原性発育嚢胞

1）含歯性嚢胞（濾胞性歯嚢胞） よくでる

臨床所見

・埋伏した下顎智歯部および上顎犬歯部に好発する.

・歯冠形成後の歯胚が嚢胞化するため，歯冠を含む嚢胞である.

病理所見

・嚢胞壁上皮は非角化重層扁平上皮で裏層される.

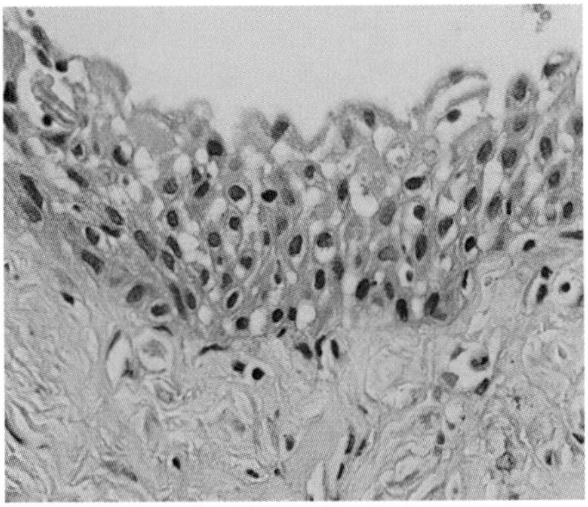

2）歯原性角化嚢胞 よくでる

臨床所見

・再発傾向が強い.

・内容物はオカラ状（角質）.

・多発例では，基底母斑症候群が関与する.

・再発を繰り返すと顎骨内に扁平上皮癌を発生させる.

病理所見

・薄い錯角化（次図→）を伴う重層扁平上皮と線維性結合組織の2層構造がみられる（次図）.

・裏層上皮の基底層の細胞は柵状配列を示す.

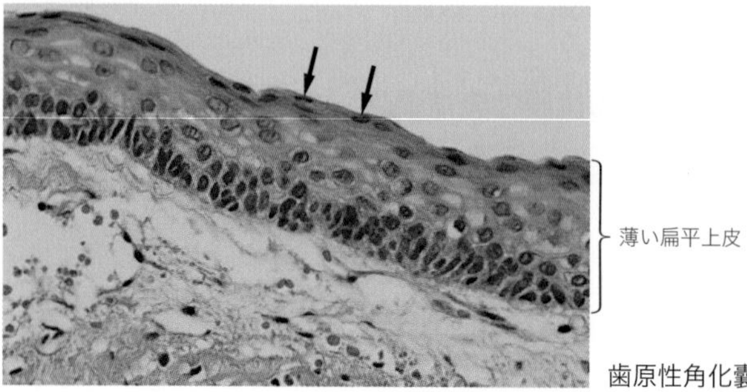

歯原性角化嚢胞

正角化性歯原性嚢胞の嚢胞壁上皮は正角化した扁平上皮からなる.

CHECK!

上皮下の線維性結合組織内に娘嚢胞や歯原性上皮島がみられ，再発の原因となる.

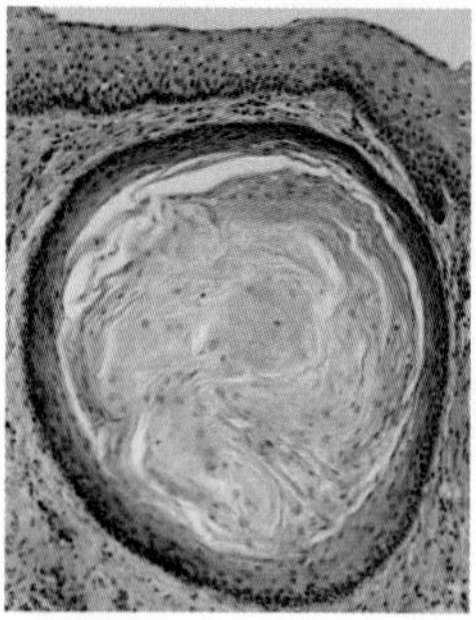

娘嚢胞

3）側方性歯周囊胞

臨床所見

・歯根側面ないし歯根間に発生する．炎症性ではなく発育性囊胞である．

・当該歯が生活歯である．

病理所見

・囊胞壁上皮は非角化性重層扁平上皮で裏層される．

4）石灰化歯原性囊胞　よくでる

臨床所見

・前歯部に好発する．

・10～20 歳代と 50～60 歳代に好発する．

・歯牙腫を合併することがある．

病理所見

・囊胞壁上皮は，エナメル髄様構造を示す．

・主に裏層上皮内に，幻影細胞が出現する（左図）．

・幻影細胞は異所性の石灰化を示す（右図）．

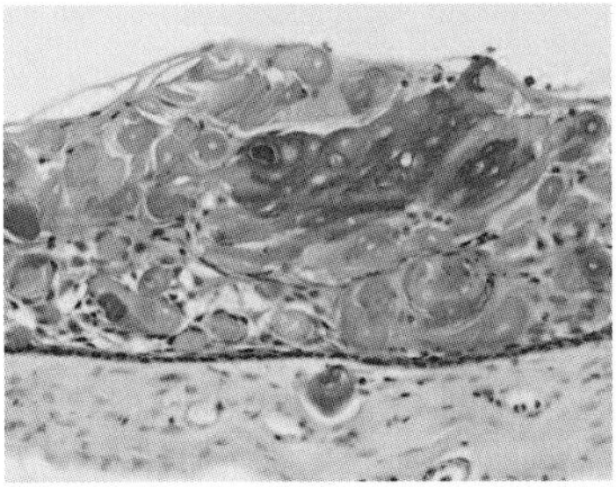

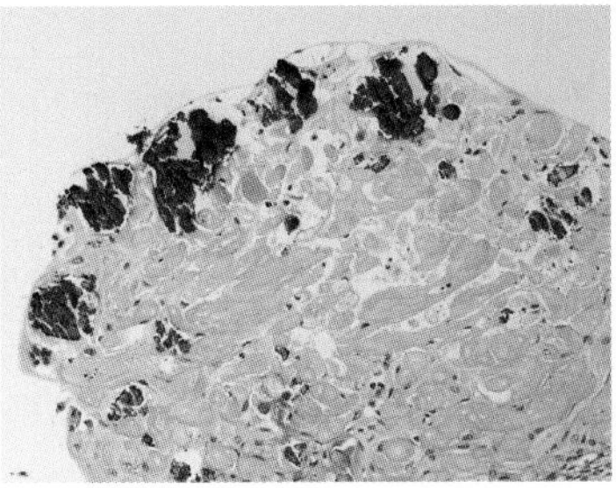

CHECK!

幻影細胞は，囊胞壁上皮細胞の扁平上皮化生により形成される．

C 顎骨内に発生する歯原性炎症性嚢胞

1）歯根嚢胞（慢性肉芽性根尖性歯周炎） よくでる

臨床所見

・失活歯の根尖部に生じる．

> **CHECK!**
>
> 歯根嚢胞の歯髄は必ず失活している！歯髄電気診やエックス線所見で根尖部の透過像を確認しよう！

病理所見

・嚢胞壁は3層構造（裏層上皮，炎症性肉芽組織，線維性結合組織）からなる．

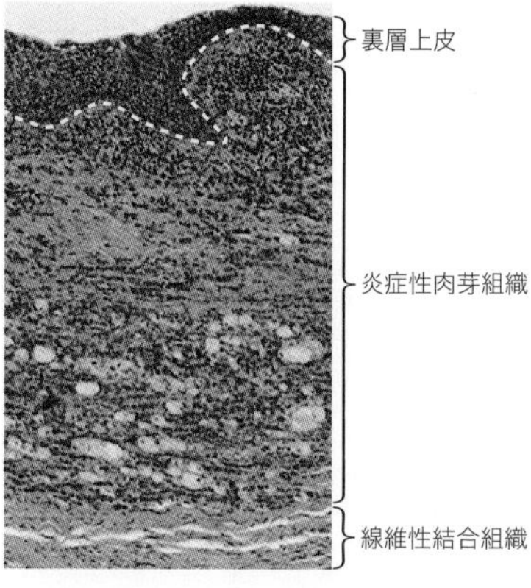

> **CHECK!**
>
> 裏層上皮は非角化性重層扁平上皮に裏層されており，その起源としてマラッセの上皮遺残が考えられている．上顎の場合は，線毛円柱上皮が出現することがある．

・さまざまな程度の好中球，リンパ球，形質細胞を主体とする著明な炎症性細胞浸潤が認められる．

・針状の形態を示すコレステリン結晶を認めることが多い．

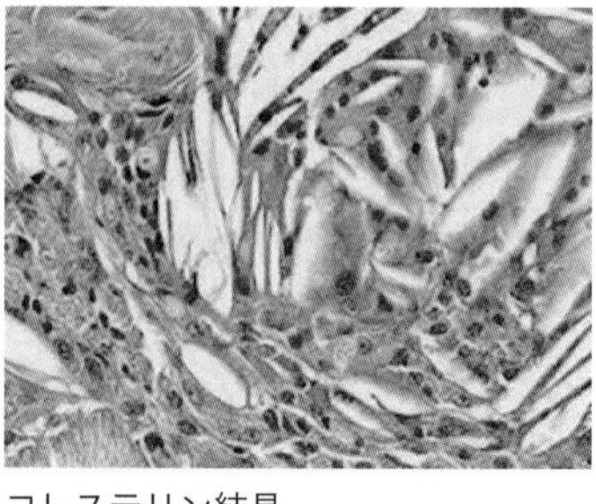

コレステリン結晶

> 残留嚢胞は，歯根嚢胞の摘出が不完全で顎骨内に残存した場合に生じる．

2）歯周嚢胞（炎症性傍側嚢胞，下顎感染性頬部嚢胞）

臨床所見

・歯周嚢胞は歯頸部付近の歯根側方部に生じる炎症性嚢胞．下顎大臼歯の頬側あるいは第三大臼歯の遠心側に好発する．

・生活歯に発生する．

病理所見

・歯根嚢胞と同様の所見を示す．

D 軟組織に発生する歯原性発育性嚢胞

1）萌出嚢胞

臨床所見

・歯冠を含む嚢胞で，嚢胞本体が顎骨の外に認められる．

・萌出中の乳歯に好発する．

病理所見

・含歯性嚢胞と同様の所見を示す．

2）歯肉嚢胞（幼児型・成人型）

臨床所見

・生後3か月までに生じる幼児の歯肉嚢胞がある（上皮真珠）．自然消失する．

・40〜50歳代に生じる成人の歯肉嚢胞がある．

病理所見

・幼児の歯肉嚢胞：薄い角化型重層扁平上皮で裏層される．

・成人の歯肉嚢胞：薄い非角化型重層扁平上皮で裏層される．

Ⅲ．非歯原性嚢胞

A 概念

歯胚の遺残組織に由来しない嚢胞を非歯原性嚢胞という．

CHECK! 発生由来のまとめ

鼻口蓋管嚢胞	鼻口蓋管の遺残組織
術後性上顎嚢胞	残留上顎洞粘膜
鼻歯槽嚢胞	鼻涙管原器
甲状舌管嚢胞	甲状舌管
鰓嚢胞	鰓原性器官
類皮嚢胞・類表皮嚢胞	胎生期外胚葉組織

B 顎骨内に発生する非歯原性嚢胞

1）鼻口蓋管嚢胞（切歯管嚢胞・口蓋乳頭嚢胞） よくでる

臨床所見

・上顎正中口蓋部に好発する．切歯管の中に発生したものを切歯管嚢胞といい，軟組織に発生した場合は口蓋乳頭嚢胞という．

・切歯管嚢胞は，ハート形の境界明瞭なエックス線透過像を示す．

病理所見

・切歯管嚢胞の嚢胞壁は主に線毛円柱上皮あるいは立方上皮に被覆されており，その上皮内に粘液細胞もみられる（右図）．

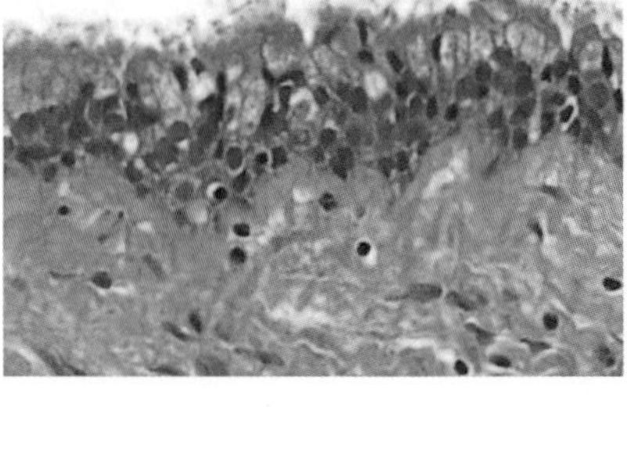

・上皮下には線維性結合組織に小動脈や神経線維が含まれることがある．

・口蓋乳頭嚢胞は，非角化重層扁平上皮で裏層される．

2）術後性上顎囊胞　よくでる

臨床所見

・上顎洞炎の根治術後，数年～数十年経過後に発症する．

病理所見

・囊胞壁上皮は線毛円柱上皮に裏層され，粘液細胞の含有を伴うが，部位により扁平上皮も認められる．

・上皮下は瘢痕による硝子化を伴った線維性結合組織が存在する．

・慢性炎症性細胞浸潤や浮腫，出血なども認められる．

3）単純性骨囊胞（外傷性骨囊胞，出血性骨囊胞，孤立性骨囊胞）

臨床所見

・顎骨での発生例では10歳代の下顎に多い．

・成因は，外傷が原因と考えられているが，骨の発育形成異常なども原因として推察されている．

病理所見

・囊胞壁は，菲薄で細胞成分の乏しい線維性結合組織からなる偽囊胞を示す．炎症性変化はみられない．

4）脈瘤性骨囊胞

単純性骨囊胞と同様に上皮の被覆を欠く偽囊胞である．新鮮血液で満たされている．

C 軟組織に発生する非歯原性囊胞　よくでる

1）鼻歯槽囊胞

臨床所見

・鼻翼基部に膨隆を認める．

病理所見

・囊胞壁上皮は，多列円柱上皮に裏層される．

2）甲状舌管囊胞（正中頸囊胞）

臨床所見

・舌骨下部の正中頸部に多い．

・10 歳以下に好発する.

・舌根部に生じたものは嚥下障害が生じる.

病理所見

・嚢胞壁上皮は非角化重層扁平上皮あるいは線毛円柱上皮で裏層される.

・上皮下は，甲状腺濾胞（次図→）が認められる.

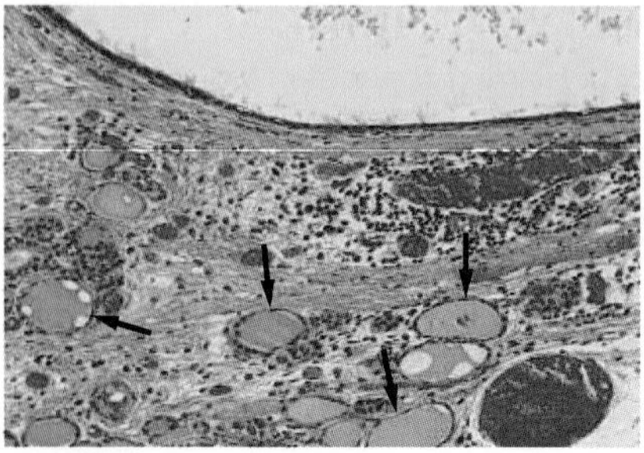

甲状舌管嚢胞

3）鰓嚢胞（側頸嚢胞）

臨床所見

・胸鎖乳突筋前縁で，下顎角下方部に好発する.

病理所見

・嚢胞壁上皮は，非角化重層扁平上皮に裏層される（次図→）.

・上皮下には，リンパ性組織が認められる（次図＊：胚中心）.

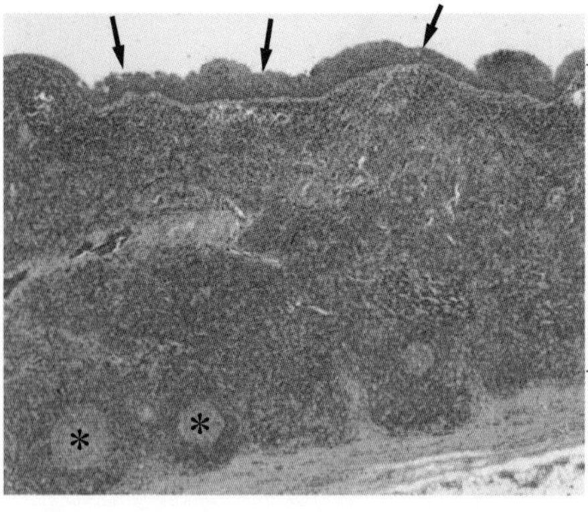

リンパ性組織

CHECK!

リンパ上皮性嚢胞は，組織像は鰓嚢胞と同じだが，耳下腺や口腔底などに認められ，由来も異なる.

4）類皮嚢胞・類表皮嚢胞

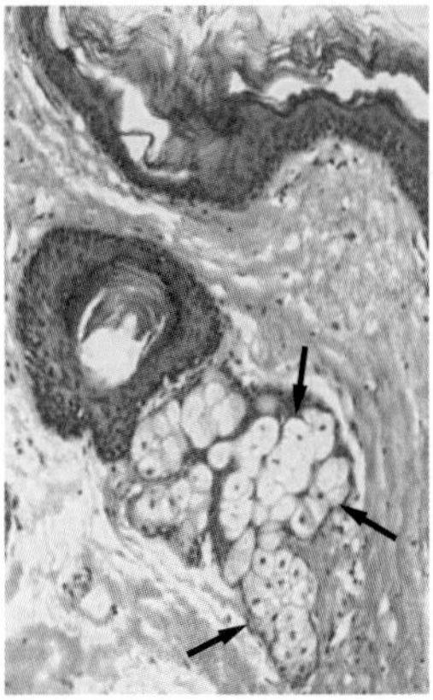

臨床所見

・口底（舌下型）とオトガイ下部皮膚（オトガイ型）が好発部位である．

・内容物はオカラ状（角質）．

病理所見

・嚢胞壁上皮は角化重層扁平上皮で裏層される．正角化が著明の場合が多い．

・類皮嚢胞では，上皮下に脂腺（右図→）や汗腺などの皮膚付属器が含まれる．

Chapter 18
遺伝子異常・先天異常・発育異常

Check Point
・口腔領域の代表的な裂奇形を理解する.
・口腔領域の発育異常を理解する.

I. 口腔・顎顔面の裂奇形

A 特徴

・発生過程で，各種の突起の癒合が障害されると披裂が生じる.
・500～600 人に 1 人の割合.

B 種類

1）口唇裂

・上唇裂は，内側鼻突起と上顎突起の癒合不全で生じ，片側性が多い.
・下唇裂は，下顎突起の癒合不全で生じ，まれな披裂である.

2）唇顎裂

・内側鼻突起と上顎突起の癒合不全が，一次口蓋の切歯縫合に及んで生じ，片側性が多い.

3）口蓋裂

・女児のほうが男児よりも多い.
・左右の口蓋突起の癒合不全により生じる二次口蓋の形成異常である.
・口蓋垂のみに生じた場合は，口蓋垂裂という.

4）唇顎口蓋裂

・唇顎裂と口蓋裂が合併して生じる.

・内側鼻突起，上顎突起，口蓋突起間の癒合不全で生じる.

・顎顔面の奇形の中では，約 50%を占め最も多い.

その他の披裂として斜顔裂，横顔裂がある.

Ⅱ．口腔領域の発育異常

A 小帯の異常

1）舌癒着症

・舌小帯が舌尖まで延長し，舌下小丘に固定された状態を示す.

・舌の運動障害や発音などに影響する.

B 舌の異常

1）種類

・小舌症，巨舌症，分葉舌，溝状舌などがある.

2）溝状舌

・舌表面に多数の深い溝がある．舌炎を起こしやすい.

・メルカーソン-ローゼンタール Melkersson-Rosenthal 症候群やダウン Down 症候群でみられる.

C 顎の異常

1）種類

・無顎症，小顎症，大顎症などがある.

D 唾液腺の異常

1）種類

・唾液腺無形成，導管の異常，異所性唾液腺などがある.

2）異所性唾液腺

- 唾液腺組織が本来ないはずの組織中に存在する．
- 副唾液腺：排泄管導管をもち，分泌機能を有する．
- 迷入唾液腺（次図→）：排泄管導管をもたず，分泌機能を有しない．リンパ上皮性嚢胞や，ワルチン Warthin 腫瘍の発生に関与する．

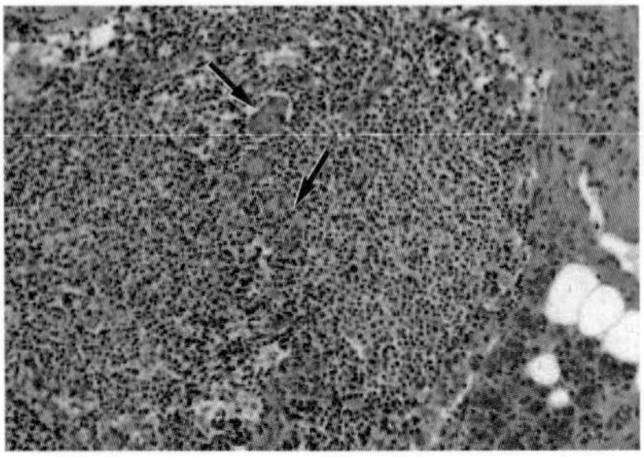

耳下腺リンパ節内に迷入唾液腺（→）が認められる．

Chapter 19

病理検査

Check Point

- 病理検査の一般的事項を理解する.
- 病理検査の手順を理解する.
- 特殊染色の種類と用途を理解する.
- 免疫組織化学染色の種類と用途を理解する.

Ⅰ. 病理検査の一般的事項

A 概要

1) 病理検査の意義

病理検査は, 死因の究明, 疾患の最終診断, 治療効果の推定や判定, 疾病の有無についてのスクリーニングを目的として行われる.

2) 病理検査の種類

- 病理解剖診断：死因の究明を目的に行われる.
- 組織診
- 細胞診

3) 組織診の特徴 よくでる

(1) 術前

- 手術前は, 主に最終診断を下すために行う. 正常組織を含めて病変の一部を切り出すことを生検 biopsy という.

(2) 術中

- 手術中は, 主に手術で病変を離断した断端部に腫瘍の残存がないかの確認やリンパ節転移の有無を検査する. 術中迅速診断という.

・20〜30分程度で，標本作製から診断までを行う．

CHECK!

軟組織が対象で，骨などの硬組織は標本が迅速にできないため適応されない．

(3) 術後

・手術後は，主に手術で摘出された臓器について，病変の範囲を確定し，取り切れているか診断する．

・口腔癌取り扱い規約に基づき検体を取り扱い，予後の推定のためにステージを確定する．

・診断が未確定な場合は，最終診断も行う．

4）組織診と細胞診の比較　よくでる

	組織診	細胞診
用途	確定診断	スクリーニング（場合により確定診断）
侵襲性	ある	ない
手技	経験が必要	簡便
組織構造	保持される	保持されない
情報	多い	少ない
一般染色	Hematoxylin-eosin（HE）染色	Papanicolaou 染色

Ⅱ．病理検査の手順

A 組織診　よくでる

1）手順

①組織の採取

②固定

③脱灰が必要な場合は，固定後に行う．脱灰液：ギ酸，塩酸，EDTA

④切り出し

⑤組織断片の検索，固定液の浸透

⑥包埋

⑦パラフィン包埋し，パラフィンブロックの作製

⑧薄切➡未染切片の作製（4 μm 程度の厚さとする）

⑨HE 染色

2）固定液

・10～20％ホルマリン溶液を用いる．

・組織や細胞の構造の安定化➡自己融解の防止を目的とする．

B 細胞診　よくでる

1）手順

①細胞の採取

②固定

③ Papanicolaou 染色．2 枚作製するときは May-Giemsa 染色も行う．

CHECK!

・口腔では擦過細胞診が行われることが多い．
・穿刺吸引細胞診は，上皮下の深い病変に行われるが，硬組織には適応されない．

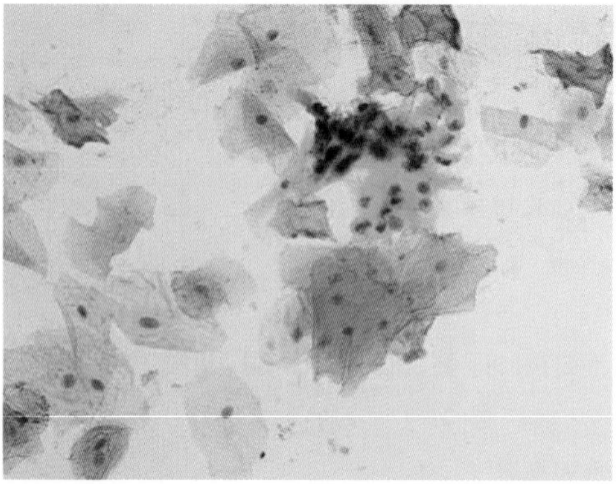

Papanicolaou 染色
オレンジ色は角化細胞を示す．

2）固定液

・湿固定：95％エタノール➡ Papanicolaou 染色
・乾燥固定：冷風ドライヤー，メタノール固定➡ May-Giemsa 染色

Ⅲ．特殊染色　よくでる

染色法	検出物	検出対象
May-Giemsa 染色	血球（細胞診）	血球，悪性リンパ腫，白血病（アウエル Auer 小体）
Grocott 染色	真菌	カンジダ症
Ziehl-Neelsen 染色	抗酸菌	結核
Congo-red 染色	アミロイド	石灰化上皮性歯原性腫瘍 アミロイドーシス
Sudan Ⅲ染色	脂肪	脂肪腫
Oil red O 染色	脂肪	脂肪腫
Gram 染色	グラム性菌	グラム陽性菌
PAS 染色	粘液多糖，真菌	腺房細胞，カンジダ症
Mucicarmine 染色	粘液多糖	粘表皮癌（粘液産生細胞）
DOPA	メラニン産生細胞	悪性黒色腫

その他：Azan 染色（膠原線維），銀染色（細網線維）

Ⅳ．免疫組織化学染色

A 特徴

・免疫組織化学染色とは，抗原抗体反応の原理により，特定の抗原を検出する染色のことである．

・腫瘍マーカーは，悪性腫瘍の進行とともに増加する生体因子のことで，生検検体や摘出された腫瘍の病理組織標本の免疫組織化学染色によって，腫瘍の確定病理診断や組織型の鑑別を行う．

B 種類と用途 よくでる

マーカー	適応
keratin	上皮全般，扁平上皮癌，乳頭腫，唾液腺腫瘍（腫瘍性筋上皮）
CA19-9	腺房細胞，唾液腺腫瘍（腫瘍性腺上皮） 膵臓癌の腫瘍マーカーを転用
CEA	唾液腺腫瘍（腫瘍性腺上皮） 胃癌や大腸癌の腫瘍マーカーを転用
Amylase S	腺房細胞癌
EMA	唾液腺腫瘍（腫瘍性腺上皮）
PSA	前立腺癌
AFP	肝細胞癌
CA125	卵巣癌
vimentin	非上皮系細胞のすべて
S100	唾液腺腫瘍（腫瘍性筋上皮），悪性黒色腫，母斑，神経系細胞
SMA	唾液腺腫瘍（腫瘍性筋上皮），平滑筋系細胞

Chapter 20

病理診断に特有の組織所見用語

Check Point

・病理用語を理解する.

I. 細胞内に認める異常形態

英名	日本名	特徴	関連疾患
Civatte body	コロイド小体(シバット小体)	粘膜上皮基底層の変性に関連	扁平苔癬
Hyaline body (Rushton body)	ヒアリン小体	歯原性上皮の変性に関連	歯根嚢胞など
Verocay body	ベロケイ小体	観兵式状配列の核のない部分	神経鞘腫
Inclusion body	封入体	ウイルス感染細胞にみられる	巨細胞封入体症など
Russell body	ラッセル小体	形質細胞の細胞質にみる好酸性の小球	形質細胞
Asteroid body	星状小体	サルコイドーシスの巨細胞にみられる	サルコイドーシス

II. 特殊な細胞形態

Tzanck cell	ツァンク細胞	上皮内水疱における上皮島	天疱瘡
Langhans giant cell	ラングハンス型巨細胞	多核の巨細胞	結核, サルコイドーシス
Reed-Sternberg cell	RS 細胞	鏡像を呈する2核の大型細胞	ホジキンリンパ腫
Ghost cell	幻影細胞	扁平上皮化生により形成	石灰化歯原性嚢胞
Xanthoma cell	黄色腫細胞	マクロファージ由来の細胞	疣贅状黄色腫

Ⅲ．特殊な病理組織所見

Herringbone pattern	杉綾模様	紡錘形細胞の束状配列	平滑筋腫など
Palisading pattern	柵状配列，観兵式状配列	1列に細胞が整列した形態	エナメル上皮腫など
Starry sky appearance	星空像	核片を貪食したマクロファージ	バーキットリンパ腫
Comedo necrosis	面皰壊死	面皰癌に類似の中心壊死	唾液導管癌

Ⅳ．その他の病理所見

Cholesterine cleft	コレステリン結晶	針状の結晶	歯根嚢胞，炎症巣など
Koilocytosis	コイロサイトーシス	扁平上皮表層のウイルス感染	乳頭腫など

索引

あ行

悪臭 39
悪性黒色腫 116
悪性唾液腺腫瘍 130
悪性リンパ腫 117
アジソン病 9
アスベスト 48
アタッチメントロス 76
圧排性増殖 48
アフタ 38, 84
アフタ性口内炎 84
アポトーシス 12
アミラーゼ 133
アミロイドーシス 12
アミロイド様物質 96
安定細胞 16
異栄養性石灰沈着 9
異型性 52, 53
萎縮 6, 10
移植片拒絶反応 45
移植片対宿主反応 45
異所性唾液腺 146
一次性咬合性外傷 77
一次治癒 19
溢出型 125
一般的素因 2
遺伝子病 5
遺伝性歯肉線維腫症 75
異物型巨細胞 21, 33
異物処理 21
ウィルヒョウ転移 50
齲蝕 57
齲蝕円錐 59
齲蝕歯 57
うっ血 25
うっ血性水腫 25
永久細胞 16
液化壊死 11
エコノミークラス症候群 28
壊死 6, 11
壊死性潰瘍性歯周炎 81
壊死性潰瘍性歯肉炎 81
壊死性歯周疾患 77
壊死性唾液腺化生 123
壊疽 11
壊疽性炎 37
エナメル質齲蝕 59
エナメル上皮腫 94
エナメル上皮腫，骨外型 95
エナメル上皮腫，周辺型 95
エナメル上皮腫，単嚢胞型 95
エナメル上皮線維腫 97
エプーリス 120
炎症 1
炎症細胞 32
炎症性充血 24
炎症性嚢胞 134
炎症性浮腫 30, 35
炎症性傍側嚢胞 139
黄色腫細胞 112, 152
黄疸 9, 12
大型水疱 88
オカラ状 135, 143

か行

ガードナー症候群 113
外因 1
壊血病 26
開口障害 78
外骨症 112
開始期病変 73
外傷性骨嚢胞 141
カイス 57
――の輪 57
海綿骨腫 113
海綿状血管腫 109
過角化 8
下顎感染性頬部嚢胞 139
化学細菌説 58
花冠状構造 97
可逆的反応 29
顎関節炎 92
角質 135, 143
角質変性 8
顎放線菌症 78
確立期病変 73
過形成 14
鵞口瘡 79
過誤腫 109
化生 13, 15
仮性象牙粒 64
仮性肥大 15
仮性露髄 65
カタル性炎 37
喀血 25
顎骨内嚢胞 134
褐色硬化 25
褐色色素 9
化膿性炎 37
カポジ肉腫 49, 116
ガマ腫 126
癌遺伝子 49
肝細胞癌 49
含歯性嚢胞 135
間質 47
管状型 130

癌真珠 106
乾性壊疽 11
癌性潰瘍 105
癌性リンパ管症 50
完全再生 17
乾燥固定 150
癌肉腫 103
観兵式状配列 153
癌抑制遺伝子 49
乾酪壊死巣 82
奇形腫 103
義歯性口内炎 80
義歯性線維腫 119
器質化 21, 27
偽腺管 131
基底母斑症候群 135
機能障害 36
機能性充血 24
偽嚢胞 134
偽膜性炎 37
急性齲蝕 61
急性壊疽性歯髄炎 66
急性炎症 35
急性化膿性顎骨骨髄炎 91
急性化膿性根尖性歯周炎 69
急性化膿性歯髄炎 65
急性偽膜性カンジダ症 79
急性骨髄性白血病 117
急性根尖性歯周炎 69
急性歯髄炎 62
急性歯槽膿瘍 69
急性漿液性根尖性歯周炎 69
急性漿液性歯髄炎 65
急性上行性歯髄炎 66
凝固壊死 11
局所性萎縮 10
局所性貧血 24
棘融解 88
虚血 24
虚血性梗塞 28
巨細胞性エプーリス 121
鋸歯状 85
菌塊 78
菌糸網 79
筋上皮腫 129
筋上皮島 125
筋性充血 24
銀染色 150
金属アレルギー 42
空胞変性 7
形質細胞 34
結核 42, 81
結核結節 81
結核性リンパ節炎 81
血管腫 108
血管透過性の亢進 30, 35
血行性転移 50
結合組織の軸 105
欠失 4
血腫 25
結晶体変性 9, 123
血栓 26
血栓症 26
血栓塞栓症 28
血栓の転帰 27
ケミカルメディエーター 31
原因別肥大 15
幻影細胞 137, 152
限局型 77
原発巣 50
コイロサイトーシス 153
紅暈 84
好塩基球 33
口蓋乳頭嚢胞 140
口蓋裂 144
硬化象牙質 60
口腔カンジダ症 79
口腔結核 81
口腔上皮性異形成症 54
口腔潜在的悪性疾患 54
口腔梅毒 82
口腔扁平上皮癌 105
口腔扁平苔癬 84
抗原提示細胞 32
好酸球 33
溝状舌 145
甲状舌管 140
甲状舌管嚢胞 141
甲状腺濾胞 142
口唇裂 144
構造異型 53
梗塞 28
抗体 32, 34
好中球 21, 32
好中球減少症 77
広汎型 77
紅板症 56
高分化型 106
固形腫瘍 103
骨形成性エプーリス 121
骨形成線維腫 113
骨腫 112
骨髄炎 91
骨肉腫 115
固定液 149
ゴム腫 83
孤立性骨嚢胞 141
コレステリン結晶 9, 138, 153
コロイド小体 152
混合血栓 27
混合性腫瘍 53
根尖性歯周炎 68
棍棒体 79

さ行

鰓原性器官 140

再生 13, 16
再疎通 27
鰓嚢胞 142
再発 52
細胞異型 53
細胞診 148
錯角化 8
擦過細胞診 149
サルコイドーシス 86
サルコイド結節 86
残留上顎洞粘膜 140
残留嚢胞 138
シェーグレン症候群 124
歯牙腫，集合型 98
歯牙腫，複雑型 98
色素性母斑 111
色素変性 9
子宮頸癌 49
シクロスポリン 75
歯原性悪性腫瘍 102
歯原性炎症性嚢胞 138
歯原性角化嚢胞 135
歯原性腫瘍 93
歯原性上皮島 100, 136
歯原性線維腫 99
歯原性粘液腫 100
歯原性粘液線維腫 100
歯原性嚢胞 135
歯原性発育性嚢胞 139
歯原性発育嚢胞 135
自己抗体 44
自己免疫疾患 44
歯根肉芽腫 70
歯根嚢胞 71, 138
歯周炎 72
歯周疾患 72
歯周嚢胞 139
歯周病 72
歯周ポケット 76
篩状型 130
歯髄壊死 62
歯髄炎 64
歯髄疾患 62
歯髄充血 62, 64
歯髄ポリープ 67
歯石 73
脂腺 143
下掘れ齲蝕 59
失活歯 138
湿固定 150
実質 47
湿性壊疽 12
歯肉炎 72
歯肉縁下プラーク 72
歯肉縁上プラーク 72
歯肉増殖 75
歯肉嚢胞（成人型） 139
歯肉嚢胞（幼児型） 139
歯肉ポケット 74
シバット小体 152
紫斑 25
脂肪腫 110
脂肪変性 8
充血 24
充実型 130
修復象牙質 63
周辺性歯原性線維腫 99
数珠状拡張 60
腫脹 30, 36
出血 25
出血性炎 37
出血性梗塞 28
出血性骨嚢胞 141
出血性素因 26
術後性上顎嚢胞 141
術中迅速診断 147
腫瘍 1
腫瘍性筋上皮細胞 127
腫瘍性腺上皮細胞 127
腫瘍マーカー 151
腫瘍様病変 118
循環血流量障害 24
循環障害 1
漿液性炎 37
上顎犬歯部 96
硝子様物質 97
娘嚢胞 136
上皮下水疱 89
上皮筋上皮癌 133
上皮性歯根肉芽腫 71
上皮性腫瘍 52, 104
上皮内癌 56
上皮内水疱 88
ショック 22
自律性 46
唇顎口蓋裂 145
唇顎裂 144
神経鞘腫 114
神経親和性 130
神経性充血 24
神経線維腫 114
進行性病変 1
侵襲性歯周炎 74, 77
滲出 30, 35
滲出液 30
滲出細胞 30
滲出性炎 37
浸潤 47
浸潤性増殖 48
尋常性天疱瘡 88
真性象牙粒 64
真性嚢胞 134
真性肥大 14
新生物 46
真の腺管 131
深部静脈血栓 27
水腫様変性 7

水疱性類天疱瘡……89
数的萎縮……10
数的肥大……14
杉綾模様……153
スタージ-ウェーバー症候群……108
正角化……8
正角化性歯原性嚢胞……136
生検……147
星状細胞……97, 100
星状小体……152
成人Ｔ細胞白血病……49
正中頸嚢胞……141
赤色血栓……27
石灰化歯原性嚢胞……137
石灰化上皮性歯原性腫瘍……96
石灰変性……9, 62
切歯管嚢胞……140
舌の異常……145
舌癒着症……145
セメント芽細胞腫……101
セメント質齲蝕……61
線維腫……107
線維性異形成症……113, 119
線維性エプーリス……120
線維素性炎……37
腺管構造……129
前癌状態……54
前癌病変……54
腺管様構造……96
穿屈性潰瘍……81
穿刺吸引細胞診……149
腺腫様歯原性腫瘍……96
全身性萎縮……10
全身的影響……52
センチネルリンパ節……50
先天異常……1, 3
先天異常誘発物質……5
先天奇形……3
先天性エプーリス……121
腺房細胞癌……132
腺様嚢胞癌……130
臓器特異的自己免疫疾患……44
臓器非特異的自己免疫疾患……44
早期病変……73
象牙細管の変性像……60
象牙質齲蝕……59
象牙粒……62
相互転座……4
叢状構造……94
創傷の治癒……17, 19
増殖性炎……40
増生……14
層分け……60
側頸嚢胞……142
塞栓……27
塞栓症……27
側方性歯周嚢胞……137
組織診……147

た行

ターナーの歯……67
胎芽病……5
退行性病変……1
第三象牙質……62
体質……2
胎児病……5
代償性充血……24
代償性肥大……15
帯状リンパ球浸潤……85
大食細胞……21, 32
胎生期外胚葉組織……140
大舌症……109
ダウン症候群……4, 77, 145
唾液腺腫瘍……127
唾液腺導管癌……133
多形腺腫……128
多形腺腫由来癌……128
唾石……9
唾石症……122
唾仙痛……123
多段階説……49
脱灰……57
脱灰液……149
脱分化性……46
柵状配列……95, 153
多発性骨髄腫……118
多発性膿瘍……78
単純萎縮……10
単純性骨嚢胞……141
単純肥大……14
チアノーゼ……25
チェディアック・東症候群……77
蓄膿症……39
緻密骨腫……113
中間細胞……132
腸上皮化生……16
ツァンク細胞……88, 152
痛風……9, 12
低アルカリホスファターゼ血症……77
停滞型……125
デスモグレイン……88
転移……50, 52
転移性石灰化……9
転座……4
点状出血……25
疼痛……36
糖尿病……12
動脈硬化……12
特異性炎……40
特異的増殖性炎……40
吐血……25
トリソミー……4
貪食細胞……21

な行

内因……1
内骨症……112
軟化象牙質……60
軟骨腫様構造……129
軟骨様構造……129
軟組織嚢胞……134
肉芽腫……40
肉芽腫性エプーリス……120
肉芽腫性炎……40
肉芽腫性カンジダ症……80
肉芽腫性口唇炎……86
肉芽組織……13, 17
ニコルスキー徴候……88
二次性咬合性外傷……77
二次治癒……20
ニフェジピン……75
乳頭腫……104
熱感……36
粘液産生細胞……132
粘液腫様構造……129
粘液嚢胞……125
粘表皮癌……131
粘膜類天疱瘡……89
膿……38
膿原性肉芽腫……87
嚢胞……134
膿瘍……39

は行

バーキットリンパ腫……49, 117
配偶子病……5
廃用性萎縮……11
白色血栓……27
薄切……149
白板症……55
播種性転移……50
破綻性出血……26
発育異常……145
発育形式……52
発育性嚢胞……134
発育速度……52
白血病……117
抜歯窩の治癒……19
ハッチンソンの 3 徴候……82
ハッチンソンの歯……82
発展期病変……73
パピヨン-ルフェーブル症候群……73, 77
バラ疹……83
瘢痕……20
板状硬結……78
斑状出血……25
ヒアリン小体……152
鼻咽頭癌……49
非可逆性……46
鼻口蓋管の遺残組織……140
鼻口蓋管嚢胞……140
非歯原性腫瘍……103
非歯原性嚢胞……140
鼻歯槽嚢胞……141
非上皮性悪性腫瘍……115
非上皮性腫瘍……52, 107
ヒスタミン……31
被苔……79
肥大……13, 14
非特異的増殖性炎……40
非特異的防衛反応……29
非プラーク性歯肉炎……75
被包……21
被膜……47
肥満細胞……31
びまん性大細胞型 B 細胞性リンパ腫……117
表層下脱灰……59
病的第二象牙質……63
平等性拡大……60
病理解剖診断……147
病理検査……147
鼻涙管原器……140
貧血性梗塞……28
不安定細胞……16
フィラディルフィア染色体……4
封入体……83, 152
フェニトイン……75
フォンレックリングハウゼン病……114
不完全再生……17
副唾液腺……146
腐骨……91
浮腫……23
——の原因……23
プラーク……74
プラーク性歯肉炎……74
ブランディン-ヌーン嚢胞……125
噴火口状……47
閉塞性障害……26
ヘモジデリン……25
ベロケイ小体……152
変質性炎……37
ベンスジョーンズタンパク質……118
変性……6, 7
扁平上皮化生……16, 95, 123
扁平上皮様細胞……132
蜂窩織炎……39
萌出嚢胞……139
紡錘細胞癌……107
放線菌症……78
胞巣……47
傍側循環……23
包埋……149
泡沫細胞……71, 126
ホジキンリンパ腫……118
星空像……153

発赤……36
補綴象牙質……63
母斑細胞……111
ホルマリン溶液……149

ま行

マクロファージ……21, 32
マッキューン-オルブライト症候群……119
マラッセの上皮遺残……71, 100
慢性齲蝕……61
慢性炎症……36
慢性潰瘍性歯髄炎……66
慢性化膿性顎骨骨髄炎……91
慢性化膿性根尖性歯周炎……70
慢性硬化性骨髄炎……92
慢性硬化性唾液腺炎……124
慢性骨髄性白血病……117
慢性根尖性歯周炎……70
慢性歯周炎……76
慢性歯髄炎……62
慢性巣状硬化性骨髄炎……92
慢性増殖性歯髄炎……67
慢性肉芽性根尖性歯周炎……70
慢性肥厚性カンジダ症……80
慢性びまん性硬化性骨髄炎……92
ミクリッツ症候群……125
ミクリッツ病……125
脈瘤性骨嚢胞……141
無為萎縮……11
迷入唾液腺……146
メラニン色素……111
メラニン色素異常沈着……9
メラニン沈着症……112
メルカーソン-ローゼンタール症候群……86, 145
免疫異常……1
免疫組織化学染色……151
面皰壊死……153
毛細血管腫……109
網状型……84
網様萎縮……62
モノソミー……4

や行

薬剤関連顎骨壊死……92
薬物性歯肉増殖症……75
融解壊死……11
有茎性……120
疣贅状黄色腫……112
疣贅性癌……106
良い肉芽……17
溶解原巣……60
予後……52

ら行

ラッセル小体……152
ラングハンス型巨細胞……33, 82, 152
リード-ステルンベルグ細胞……118, 152
良性間葉性歯原性腫瘍……99
良性上皮間葉混合性歯原性腫瘍……97
良性上皮性歯原性腫瘍……94
良性唾液腺腫瘍……128
臨界期……4
リンパ管腫……109
リンパ球……33
リンパ行性転移……50
リンパ上皮性嚢胞……142
類上皮細胞……82
類皮嚢胞……143
類表皮嚢胞……143
レース様模様……85
裂奇形……144
裂隙……60
瘻管……70
瘻孔……38, 70
漏出性出血……26
漏斗状拡大……60
濾胞構造……94
濾胞性 B 細胞性リンパ腫……117

わ行

悪い肉芽……17
ワルチン腫瘍……129

数字行

2 相性系腫瘍……128
5 大徴候（炎症の）……35, 36
Ⅰ型アレルギー……41
Ⅱ型アレルギー……41
Ⅲ型アレルギー……42
Ⅳ型アレルギー……42

欧文

Addison 病……9
AFP……151
Amylase S……133, 151
Antoni A……114
asteroid body……152
Azan 染色……150
Bence Jones タンパク質……118
Blandin-Nuhn 嚢胞……125
BP180……89
BP230……89
B リンパ球……33
CA125……151
CA19-9……151
CEA……151
Chediak-Higashi 症候群……77
cholesterine cleft……153
Civatte body……152
comedo necrosis……153
Congo-red 染色……96, 150

C 型肝炎……84
DNA ウイルス……49
DOPA……150
Down 症候群……4, 77, 145
EBV……49
EMA……151
Gardner 症候群……113
ghost cell……152
Gram 染色……150
Grocott 染色……150
GVHD……45
Hatchinson の 3 徴候……82
Hatchinson の歯……82
HBV……49
Hematoxylin-eosin 染色……148
herringbone pattern……153
HHV-8……49, 116
HPV……49, 104
HTLV-1……49
hyaline body……152
IgG4……124
IgG4 関連疾患……125
inclusion body……152
keratin……151
Keyes……57
——の輪……57
koilocytosis……153
Langhans 型巨細胞……33, 152
May-Giemsa 染色……150
McCune-Albright 症候群……119
Melkersson-Rosenthal 症候群……86, 145
Mikulicz 症候群……125
Mikulicz 病……125
Mucicarmine 染色……150
NK 細胞……33
Oil red O 染色……150
palisading pattern……153
Papanicolaou 染色……148
Papillon-Lefèvre 症候群……73, 77
PAS 染色……150
PSA……151
Reed-Sternberg 細胞……118, 152
RNA ウイルス……49
RS 細胞……152
Rushton body……152
Russell body……152
S100……151
Sjögren 症候群……124
SMA……151
starry sky appearance……153
Sturge-Weber 症候群……108
Sudan Ⅲ染色……150
TMN 分類……53
Turner の歯……67
Tzanck 細胞……88, 152
T リンパ球……33
Verocay body……152
vimentin……151
von Recklinghausen 病……114
Warthin 腫瘍……129
xanthoma cell……152
Ziehl-Neelsen 染色……150

【著者略歴】

槻《つきの》 木《き》 恵《けい》 一《いち》

1993 年　神奈川歯科大学卒業
1997 年　神奈川歯科大学大学院修了（口腔病理学専攻）
2007 年　神奈川歯科大学教授
2014 年　神奈川歯科大学副学長

清《し》 水《みず》 智《とも》 子《こ》

2009 年　神奈川歯科大学歯学部卒業
2009 年　神奈川歯科大学附属横浜クリニック臨床研修
2015 年　神奈川歯科大学大学院修了（環境病理学専攻）
2016 年　神奈川歯科大学助教

坂《さか》 口《ぐち》 和《わ》 歌《か》 子《こ》

2005 年　神奈川歯科大学卒業
2005 年　東京医科大学病院口腔外科講座助手
2019 年　神奈川歯科大学大学院修了（環境病理学専攻）
2019 年　神奈川歯科大学助教
2021 年　神奈川歯科大学講師

歯科国試パーフェクトマスター
病理学・口腔病理学 第2版　　ISBN978-4-263-45893-8

2018年 8 月20日　第1版第1刷発行
2023年 1 月20日　第2版第1刷発行

著 者　槻 木 恵 一
　　　　清 水 智 子
　　　　坂 口 和歌子
発行者　白 石 泰 夫

発行所　医歯薬出版株式会社
〒113-8612　東京都文京区本駒込1-7-10
TEL. (03)5395-7638(編集)・7630(販売)
FAX. (03)5395-7639(編集)・7633(販売)
https://www.ishiyaku.co.jp/
郵便振替番号 00190-5-13816

乱丁，落丁の際はお取り替えいたします　　印刷・あづま堂印刷／製本・皆川製本所